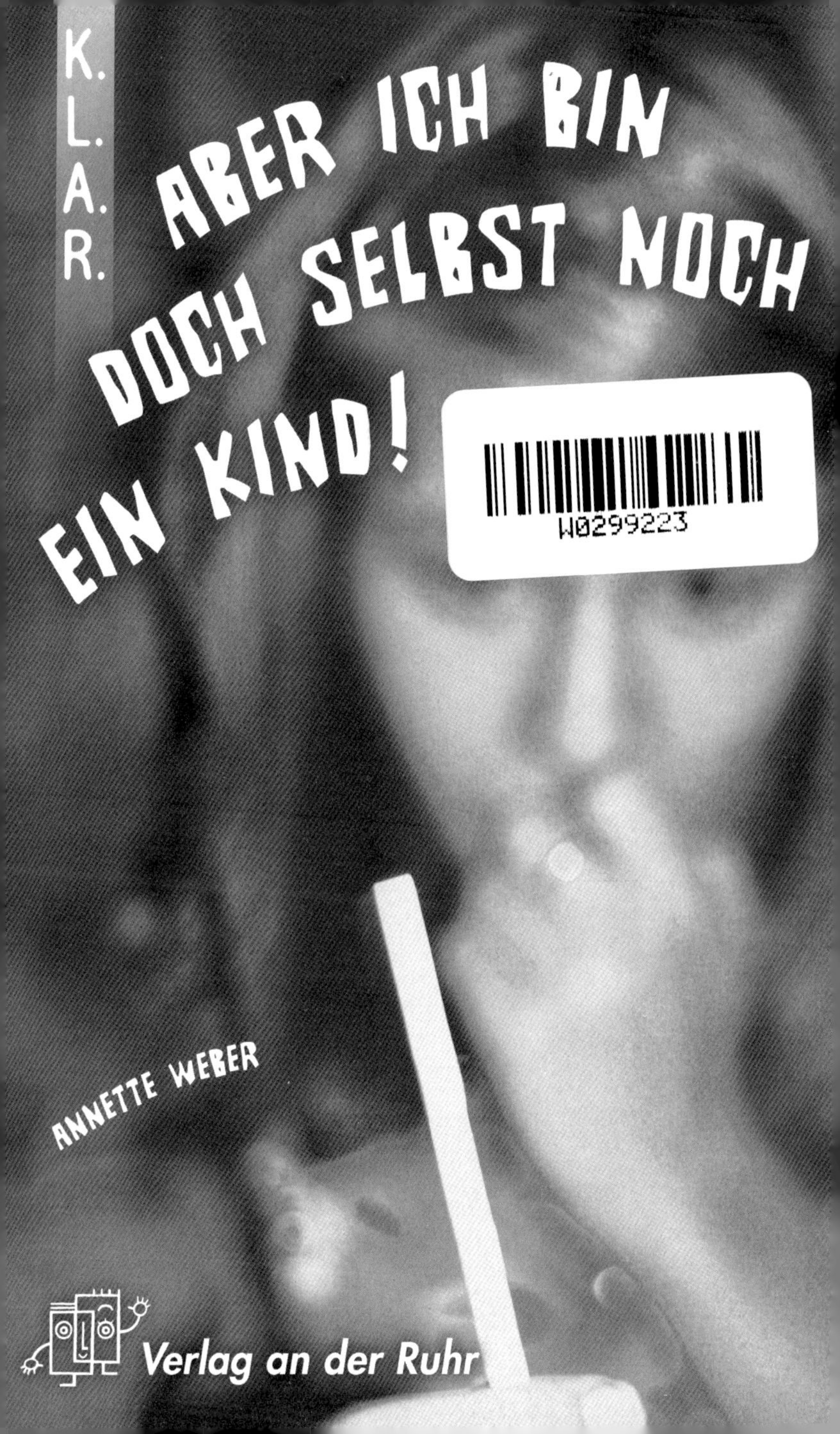

K.L.A.R.

ABER ICH BIN DOCH SELBST NOCH EIN KIND!

ANNETTE WEBER

Verlag an der Ruhr

K.
L.
A.
R.

Kurz – **L**eicht – **A**ktuell – **R**eal

Impressum

Titel Aber ich bin doch selbst noch ein Kind!
Autor Annette Weber
Druck DRUCKZONE, Cottbus
Verlag Verlag an der Ruhr
Alexanderstr. 54 – 45472 Mülheim an der Ruhr
Postfach 102251 – 45422 Mülheim an der Ruhr
Tel. 02 08/439 54 50 – Fax 02 08/439 54 239

ISBN 978-3-86072-977-9

geeignet für die Klasse 6 7 8 9 10

Die Schreibweise der Texte folgt der neuesten Fassung der Rechtschreibregeln – gültig ab August 2006.

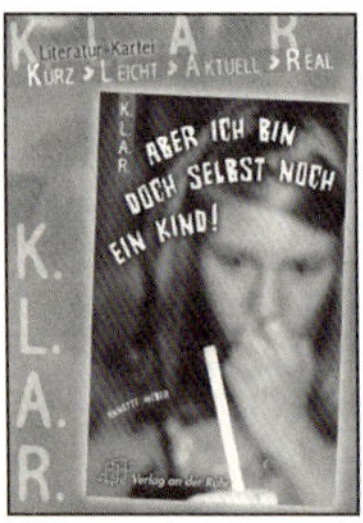

Begleitendes Unterrichtsmaterial:

K.L.A.R. – Literatur-Kartei:
„Aber ich bin doch selbst noch ein Kind!“
Annette Weber
Kl. 7–10, 65 S., A4, Papph.
ISBN 978-3-86072-984-7
Best.-Nr. 2984

Hallo, grüß dich!

Bevor du dieses Buch liest, will ich mich erst mal kurz vorstellen. Ich heiße Annette Weber. Ich lebe mit meinem Mann, meinen drei Kindern, einem alten Hund und zwei Islandpferden in einem Ort in der Nähe von Paderborn. Ich liebe es, morgens nach dem Frühstück mit meinem großen Zeh meinen Computer anzuwerfen und dann nach Herzenslust zu schreiben. Leider kann ich nicht nur schreiben. Ich muss auch putzen, einkaufen, den Kindern bei schwierigen Hausaufgaben helfen usw. Aber wenn ich schreibe, bin ich besonders glücklich. Ich hoffe, du merkst das beim Lesen. Bei diesem Buch haben mich ein paar liebe Menschen beraten, denen ich hiermit ganz besonders danken möchte. Es sind die Beraterinnen der Schwangerschaftskonfliktberatungsstelle Paderborn, Nicole aus dem Mutter-Kind-Haus und Anna, die mit 16 ihr erstes Kind bekam. Danke!

Und nun würde ich mich sehr freuen, wenn dir das Buch gefällt.

Viele Grüße
Annette Weber

1

„Gestern stand es wieder in der Zeitung. Viele Schüler kriegen keinen Ausbildungsplatz, weil sie beim Einstellungstest nicht die kleinste Kleinigkeit können. Noch nicht mal Bruchrechnen. Oder Prozentrechnen."
Herr Dinger wanderte in der Klasse auf und ab und schimpfte vor sich hin.
„Nicht mal das kleine Einmaleins kriegen sie gebacken. Von der Rechtschreibung ganz zu schweigen."
Die Klasse schwieg.
„Heiß heute", dachte Laura. „Schrecklich heiß."
Sie zwang sich, ruhig zu atmen.
Die Sonne knallte unbarmherzig durch das Fenster. Es war Mitte August. Die Sommerferien waren schon zu Ende, da schlug der Sommer noch einmal zu. Aber jetzt war es nichts mehr mit Freibad und Feten. Jetzt musste gepaukt werden. Das 9. Schuljahr musste geschafft werden. Und gut geschafft werden, wenn man in die bessere Leistungsgruppe wollte.
„Vladimir, kannst du die Fläche eines Rechtecks berechnen?"

Vladimir gab ein leises Grunzen von sich. Natürlich konnte er es nicht. Er hatte nie den großen Durchblick in Mathe.
„Dacht ich 's mir.“ Herr Dinger stapfte wütend weiter. „Was willst du denn mal werden?“
Vladimir grinste. „Papieraufpicker im Park.“
Die Klasse grölte. Nur Herr Dinger konnte nicht lachen. Im Gegenteil. Er schien immer wütender zu werden.
„Kommst dir wohl sehr witzig vor, was?“
Er drehte sich zu Coral um. „Kannst du die Fläche berechnen, Coral?“
„a x b.“
„Und von einem Dreieck?“
„Grundseite mal Höhe?“
Coral war gut. Das merkte auch Herr Dinger. Er lachte. Seine Laune stieg.
„Und der Umfang?“
„Alle drei Seiten werden addiert. a + b + c.“
„Und der Umfang des Kreises, Laura?“
Laura spürte eine unbestimmte Übelkeit. Umfang eines Kreises. Das war eigentlich kein Problem. Nur Herr Dinger wurde plötzlich so klein. Und der Raum so groß.
„Laura? Der Umfang. Weißt du es?“
Seine Stimme klang wie von ganz weit weg.

Laura spürte Schweißperlen auf der Stirn.
„2r mal Pi“, flüsterte Coral.
„Ich weiß es doch“, dachte Laura.
Aber irgendwie kam kein Laut aus ihrem Mund.
„Ist dir nicht gut?“ Herr Dinger klang beunruhigt.
Er stand jetzt genau neben ihr. Seine dunklen Augen sahen sie aufmerksam an.
„Alles okay?“
„Ich weiß nicht. Mir ist ...“ Laura stöhnte leise.
„... irgendwie geht es mir nicht so gut.“
„Mir ist auch ziemlich übel“, rief Manuel.
Die Klasse lachte wieder.
„Willst du mal raus?“
„Ja, gerne.“

Laura stand auf. Dann ging sie zur Tür.
Genauer gesagt, sie versuchte es.
Sie schwankte und hielt sich an der Wand fest.
„Ist die besoffen oder was?“ Das war Hakan.
„Nur weil du immer besoffen bist, muss sie es doch nicht sein!“, zischte Coral. Sie war wirklich Lauras beste Freundin.
Es dauerte eine Ewigkeit, bis Laura an der Tür war. Sie öffnete sie und wankte auf den Flur.

Zum Glück war die Toilette nicht weit. Laura stolperte hinein. Es roch nach Zigarettenqualm. Der Gestank verstärkte Lauras Übelkeit. Himmel, was war denn los mit ihr? Ihr war noch nie im Leben so schlecht gewesen. Laura hängte sich über ein Klo und würgte, aber es passierte nichts.
„Sogar zu schlecht zum Kotzen“, dachte sie. Die Klozelle schwankte. Laura klammerte sich an den Toilettendeckel. Sie schloss ihn, drehte sich schwankend um und ließ sich darauf fallen. Geschafft. Der Schweiß lief. Laura schloss die Augen. Das Drehen verstärkte sich. Sie würde gleich umkippen und vom Klo fallen.
„Laura? Laura, wo bist du?“
Das war Coral. Manchmal geschahen noch Wunder. Laura wollte antworten, aber es kam kein Wort über ihre Lippen.
„Laura?“
Corals Stimme klang schrill.
Mühsam öffnete Laura die Augen. Da klopfte jemand an die Tür.
„Wer ist da drin? Bist du es, Laura?“
Öffnen, befahl sich Laura. Mach einfach die Tür auf. Ihre Hand reichte genau bis zum Schloss. Langsam drehte sie das Schloss um.

Sofort wurde die Tür aufgerissen. Coral stand mit weit aufgerissenen Augen vor ihr.
„Was ist los?“
Laura versuchte, sich zu sortieren. Ihr Verstand schien allmählich wieder zu arbeiten.
Sie war hier auf der Schultoilette der Liese-Meitner-Schule. Und vor ihr stand Coral, ihre allerbeste Freundin seit der Kindergartenzeit.
„Ich weiß nicht“, flüsterte Laura. „Mir ist sauschlecht.“
Coral nickte.
„Das ist so ein Magen- und Darmvirus. Der ist echt teuflisch. Meine beiden Brüder hatten den auch.“
„Wer, Juan und Paco?“
„Nein, Carlos und Felipe.“
Laura lachte, so gut es ging.
Coral hatte sechs Brüder. Einer schrecklicher als der andere. Fanden die beiden Mädchen jedenfalls.
Coral grinste. „Gut, dass du wieder lachen kannst. Komm, wir sagen dem Dinger Bescheid. Besser, du gehst nach Hause.“ Sie kicherte.

„Und ich bringe dich natürlich. Du findest bestimmt nicht allein aus der Schule."
Coral fasste Laura fest am Oberarm und zerrte sie aus der Kabine.
Als Laura an den Waschbecken vorbeikam, warf sie einen Blick in den Spiegel. Himmel. Sie war kreideweiß. Ihre Sommersprossen hatten sich wie kleine schwarze Punkte über das Gesicht verteilt. Die dunkelblonden langen Haare klebten am Kopf.
„Oh Gott, seh ich scheiße aus!"
„Machst du bei einem Casting mit oder willst du schulfrei haben?"
Das war typisch Coral. Sie konnte immer irrsinnig praktisch denken.

Langsam gingen die beiden in die Klasse zurück. Die Mitschüler schauten von ihren Heften auf. Herr Dinger musterte Laura besorgt.
„Geht es nicht besser?"
Laura schüttelte den Kopf.
„Mir ist total schlecht. Ich weiß auch nicht ...", hauchte Laura und stützte sich auf Corals Arm.
„Bist du schwanger?", grölte Vitali.

„Ja klar, von dir Mann!“, schoss Manuel zurück. Die Klasse brüllte wieder vor Lachen.
Herr Dingers Augen ruhten auf Lauras Gesicht. Beunruhigt sah er aus. Und fragend.
„’Ne Magen- und Darmgrippe“, sagte Coral schnell. „Hatten meine Brüder auch.“
„Stefano und Enrico?“, fragte Herr Dinger.
„Carlos und Felipe“, erwiderte Coral ruhig.
Laura hätte gern gelacht. Aber irgendwie war ihr nicht danach. Vitalis Bemerkung hatte ihr total Panik gemacht. Schwanger? Aber das wäre ja Quatsch. Sie konnte unmöglich schwanger sein. Blöder Spruch. Typisch Vitali.
Coral ließ sie los und ging zu ihrem Platz, um ihre Sachen einzupacken. In der Zeit hielt sich Laura an der Wand fest.
„Willst du dich nicht lieber setzen?“, fragte Herr Dinger.
Laura schüttelte den Kopf. Sie wollte hier weg. So schnell wie möglich. Endlich! Coral warf sich Lauras Rucksack über die Schulter, klemmte sich ihre eigene Tasche unter den Arm und schnappte sich ihre Freundin.
„Auf geht’s“, sagte sie.
Herr Dinger nickte. „Gute Besserung.“
„Danke.“

2

Schweigend gingen Laura und Coral nebeneinander her. Jetzt, wo sie die Schule hinter sich gelassen hatten, ging es Laura schon besser. Nur ein Gedanke hatte sich fest in ihren Kopf gebohrt. Laura wusste nicht so recht, wie sie anfangen sollte. „Sag mal, Coral ..."
„Hm?"
„... der Vitali hat da so einen blöden Spruch gemacht. Über schwanger sein und so."
„Das ist doch 'n Vollidiot."
„Klar." Laura sah auf ihre Schuhe. „Trotzdem muss ich immer dran denken."
„Woran? An eine Schwangerschaft?"
Coral wurde hellhörig. Auf was wollte Laura jetzt hinaus?
„Meinst du, es könnte sein?"
„Quatsch!" Coral wurde das Gespräch unheimlich. „Jedenfalls nicht, wenn du nicht mit jemandem rumgemacht hast. So haben sie es uns jedenfalls im Aufklärungsunterricht beigebracht."
Coral kicherte, als sie an den Unterricht dachte. Herr Dinger hatte damals mit ziemlich verlegenem Gesicht ein Kondom über einen

Besenstiel gezogen und sich dabei total einen abgebrochen. Schließlich hatte Sven die Sache übernommen. „Sonst kapiert das hier doch keiner“, hatte er gesagt.
Laura ging schweigend neben Coral her.
Das fiel Coral jetzt plötzlich auf.
„Oder hast du mit jemandem geschlafen?“
Coral fand die Frage fast überflüssig.
Laura hatte noch nie einen festen Freund gehabt. Sie war nur total auf diesen eingebildeten Jonas abgefahren. Aber mit dem war doch nichts gewesen. Nur ein bisschen Rumknutschen auf dem letzten Stadtfest.
Laura holte tief Luft.
„Ich hab mit jemandem geschlafen“, piepste sie jetzt.

Coral blieb auf der Stelle stehen.
„Bist du bescheuert? Mit wem?“
„Mit Jonas.“
„Ich fass es nicht. Wann denn? Wo denn?“
Coral konnte sich gar nicht wieder beruhigen.
„Ach“, Laura winkte bedrückt ab. Es war nicht besonders toll gewesen, dieses erste Mal.

In der Bravo hatte es sich immer so romantisch angehört. Mit Blumenduft und Aromatee und Kuschelrock-CD und Streicheln und Küssen und „Ich liebe dich“ und so. Die Wirklichkeit war immer anders.
Die Wirklichkeit war „komm schon“ und „stell dich nicht so an“, und „was ist denn schon dabei“, und „ich pass schon auf“.
Dann dieser stinkende Gerümpelkeller in Jordans Haus. Und die Angst, dass jemand kommt. Oder dass es Spinnen oder Ratten gibt. Und dieses alte unbequeme Sofa, das so modrig roch. Und Jonas mit einer Alkoholfahne.
Aber wenn sie nein gesagt hätte, wäre alles sofort wieder vorbei gewesen.
So allerdings hatte es auch nicht länger gehalten. Schon am nächsten Tag hatte Jonas gesagt, er müsste sich das alles noch mal überlegen. Und erst mal hätte er für ein Treffen keine Zeit. Klausuren und so.
„Laura!“ Coral hatte sie jetzt fest am Arm gefasst. „Du hast doch verhütet, oder? Dieser blöde Typ hatte doch wohl ein Kondom dabei, oder?“
Laura antwortete nicht. Die Angst schnürte ihr die Kehle zu.

Was, wenn sie wirklich schwanger war?
„Es kann eigentlich nicht sein“, murmelte sie.
„Er hat gesagt, er passt auf, und ...“
Coral schlug sich vor den Kopf. „Das darf doch nicht wahr sein! Aufpassen. Das steht ja wohl in jeder Bravo, dass man das nicht glauben kann. Und dann musst du doch auch wegen Aids ...“
Jetzt wurde es Laura doch zu viel.
„Halt doch die Klappe!“, rief sie verzweifelt.
Und jetzt drehte sich plötzlich wieder alles. So schnell, dass sich Laura an Coral klammerte.
„Komm, da vorne ist ’ne Bank.“
Coral führte ihre Freundin zu dem kleinen Park hinüber. Sie setzten sich. Coral legte ihren Arm um Laura.
„Süße. Laura! Beruhige dich! Und jetzt sag mal, wann das ungefähr war.“
„Sonntag nach dem Stadtfest. Am 9. Juni.“
Coral zog ihr Handy heraus und klickte den Kalender auf.
„9. Juni, heute haben wir den 15. August.“
Sie zog die Stirn kraus. „Hast du deine Tage bekommen?“
Laura schüttelte den Kopf.

Das Thema war ihr peinlich. Auch wenn sie mit Coral über alles Mögliche sprach, über ihren Körper redeten sie doch nicht so viel.
„Scheiße!“ Laura schluckte. „Eins sage ich dir“, flüsterte sie. „Wenn ich schwanger bin, bring ich mich um.“

Am nächsten Morgen klingelte Lauras Wecker schon um halb sechs. Aber das wäre gar nicht nötig gewesen. Laura hatte sowieso kein Auge zugemacht. Leise stand sie auf, schlich zu ihrer Schreibtischschublade und holte den Schwangerschaftstest hervor.
Frau Rodriguez, Corals Mutter, hatte ihn ihr gestern geschenkt, nachdem Coral sie in das Geheimnis eingeweiht hatte.
„Ich habe immer einen da“, hatte sie gesagt. „Falls sich noch mal ein neuer Rodriguez ankündigt.“
„Mama!“, hatte Coral geschrien. „Bist du verrückt? Doch nicht noch einer!“
Und Frau Rodriguez hatte sich geschüttelt vor Lachen.
Laura beneidete Coral oft um ihre Mutter.

Sie war dick, warmherzig und immer fröhlich. Ihre eigene Mutter war viel komplizierter. Besonders nach der Trennung von Lauras Vater hatte sie viel geweint und war unglücklich gewesen. Und als dann Tobias, Lauras 10-jähriger Bruder, zum Vater in eine andere Stadt gezogen war, war sie kaum noch zu ertragen gewesen – immer traurig und schlecht gelaunt. Aber dann hatte sie Heinz kennen gelernt und sich in ihn verliebt. Und seit drei Monaten lebte dieser Heinz jetzt bei ihnen in der Wohnung. Seitdem war ihre Mutter fast so wie früher. Glücklich und vergnügt.
Nur Laura fand es jetzt ungemütlich.
Sie mochte diesen Heinz nicht so gerne.
Er war ein ziemlicher Wichtigtuer. Außerdem war es komisch, einem fremden Mann in der Wohnung zu begegnen.
Der Test war ein Urintest, den man nur vor dem Frühstück durchführen sollte.
Laura hatte alles dafür bereitgelegt. Ein altes sauber gespültes Marmeladenglas, den Teststreifen und die genaue Beschreibung.
Sie nahm das Glas und ging damit auf die Toilette. Beim Wasserlassen fing sie etwas Urin mit dem Glas auf und tauchte den

Streifen in die Flüssigkeit. Jetzt musste sie fünf Minuten warten.
Fünf Minuten.
Eine Ewigkeit.
Eine Zeit, in der das Leben nicht wusste, ob es sich für die eine oder für die andere Seite entscheiden sollte.
Hoffentlich entschied es sich für die andere.

Unruhig starrte Laura auf den roten Strich im runden Sichtfenster des Teststreifens.
Wenn sich neben diesem Strich in dem runden Sichtfenster auch noch ein Strich im eckigen Fenster bildete, war sie schwanger.
Wahrscheinlich jedenfalls.
Und wenn nicht, war sie frei.
Fünf Minuten Zeit, über sein Leben nachzudenken. Und über dieses andere Leben, das nicht sein soll.
Und über Jonas.
Warum hatte sie sich nur auf ihn eingelassen?
Er liebte sie nicht. Jedenfalls war das anzunehmen. Er hatte es jedenfalls nie gesagt.
Nur, dass er heiß auf sie wäre. Mit ihr schlafen

wollte. Sie sexy fände. Aber mit Liebe hatte das nicht so viel zu tun.
Coral hatte sie gewarnt. „Ich kann mir vorstellen, dass das ein ganz schöner Macho ist. Lass den lieber sausen. Nachher macht der mit jeder rum, und du bist total fertig."
Aber Laura wollte ihn haben. Und was hatte sie jetzt davon?
Laura war so in Gedanken, dass sie beinahe die Zeit vergessen hätte. Fünf Minuten waren um. Sie zog den Teststreifen heraus und starrte darauf.
Sie starrte und starrte.
Neben dem dicken roten Strich hatte sich ein weiterer feiner Strich im eckigen Fenster gebildet.
Unmöglich.
Lauras Hände zitterten.
Was hatte das zu bedeuten? Was um Himmels Willen hatte das zu bedeuten?
Aber sie wusste es genau. Sie hatte den Beipackzettel schon tausendmal durchgelesen. Sie wusste, was der kleine rote Strich zu bedeuten hatte.
Sie war schwanger.

3

Das Frühstück verlief wie in Trance.
Laura füllte Müsli in ihre Schale.
Sie goss Milch darüber.
Sie streute Zucker dazu.
Sie rührte um.
Sie führte den Löffel zum Mund, in den Mund.
Sie schluckte.
Sie ließ das Essen den Hals runterrutschen.
Nicht würgen, dachte sie.
Nicht nachdenken, dachte sie.
Nicht auffallen, dachte sie.
Heinz saß auf dem Stuhl, auf dem früher ihr Vater saß. Er las einen Teil der Zeitung.
Die Mutter daneben las den anderen Teil.
Schwanger, dachte Laura. Was sie wohl sagen würden, wenn ich das jetzt erzähle.
Mama, Heinz, ich muss euch was sagen. Ich bin schwanger. Von Jonas. Ich kenne ihn seit dem Stadtfest. Er ist total süß. Ich liebe ihn.
Und wir werden eine glückliche Familie sein.
Eine bessere Familie, als wir jetzt sind.
Komisch. Was für Gedanken man doch hat, wenn man schwanger ist.

Wie Jonas wohl zu dem Kind stand? Vielleicht würde er wütend werden. Wütend und entsetzt. Vielleicht aber würde er sich freuen. Ihr sagen, dass er schon immer eine Familie haben wollte. Gut, das käme jetzt alles ein bisschen überraschend und auch ein bisschen früh, aber es wäre schon okay. Er würde sie lieben, sie würde ihn lieben.
Und dann? Tja, was dann? Heiraten, zusammenziehen, weitere Kinder kriegen?
War sie verrückt geworden? Sie war 15 Jahre. Sie war schwanger.
Vielleicht.
Aber vielleicht war ja auch das Testergebnis falsch.
Vielleicht ...

Heinz ließ die Zeitung sinken und sah Laura verwundert an. „Ist was?“
„Nein!“ Laura stellte erschrocken fest, dass sie die ganze Zeit über vor sich hin gestarrt hatte. „Nein, es ist nichts.“
„Fühlst du dich nicht gut?“, bohrte nun auch ihre Mutter.

„Doch, doch schon“, wehrte Laura ab. „Alles okay. Wir schreiben nur gleich ’ne Mathearbeit. Da bin ich alles nur noch mal durchgegangen.“
„Mathe“, lachte Heinz. „Das war für mich immer ’n Kinderspiel. Total easy. Sobald der Lehrer ’ne Aufgabe hatte, wusste ich das Ergebnis. Und bei ’ner Mathearbeit ...“
„Hattest du immer ’ne Eins, ich weiß“, zischte Laura patzig. Am liebsten hätte sie noch gesagt: Ich wundere mich, dass du Hilfsarbeiter geworden bist. Aber das verkniff sie sich jetzt. Kein Streit am frühen Morgen. Das war das Letzte, was sie jetzt gebrauchen konnte.
„Ich muss los“, sagte sie schnell. Griff ihren Rucksack, winkte noch und stürmte aus der Küche.
„Was ist der denn über die Leber gelaufen?“, hörte sie Heinz noch zu ihrer Mutter sagen. Wenn er wüsste, dass sie ganz einfach nur ein bisschen schwanger war. Mehr nicht.

Auch als Laura der Wohnung entkommen war, ging es ihr nicht besser. Hier draußen wehte

kein Wind, es war immer noch stickig und schwül.
Und sie war allein. Allein mit ihren Gedanken, der Angst, der Traurigkeit, der Wut. Allein mit dieser Entscheidung. Jonas. Sie musste mit Jonas reden. Er war derjenige, der jetzt entscheiden musste.
Laura war zu keiner Entscheidung fähig.
Nur eins war klar. Sie würde heute nicht zur Schule gehen.
Als Laura die Kfz-Werkstatt betrat, in der Jonas als Azubi arbeitete, blickten alle auf.
„Hui, wer ist das denn?“
„Willi, will die zu dir?“
Ein dicker, kleiner, älterer Typ schüttelte fassungslos den Kopf.
Laura hatte keinen Bock auf blöde Sprüche.
„Ich wollte Jonas Jordan sprechen.“
Lautes Lachen, Pfeifen, Aha-Rufen.
Männer sind alle bescheuert, dachte Laura.
„Jonas! Jonas, hier wartet wieder eine. Diesmal ’ne Blonde.“
Das war dieser Willi. Der kam sich unglaublich witzig vor.
Jonas lugte aus dem Nebenraum. Er trug eine blaue Latzhose über einem verwaschenen

blaugrünen Sweatshirt. Seine Arme waren ölverschmiert.
„Für mich? Oh, hi Laura."
„Ah, Laura heißt sie."
„Hi." Laura räusperte sich. „Kann ich dich mal kurz sprechen?"
„Ich weiß nicht." Jonas wirkte unsicher.
„Bitte." Laura hatte einen Kloß im Hals.
„Wart mal, ich sag kurz Bescheid." Jonas ging in ein Zimmer und kam kurz darauf zurück.
„Geht, aber nur kurz."
Er ging mit ihr auf den Hof. Überall standen zerbeulte Autos herum.
„Was ist?"
„Jonas." Laura schluckte. Hier war kein guter Ort, um mit ihm zu reden.
„Als wir – als wir miteinander – na du weißt schon – miteinander geschlafen haben, da ... du hast doch gesagt, du passt auf, oder?"
„Was ist denn das jetzt für 'ne Scheiße?", rief Jonas beunruhigt. „Was willst du von mir?"
Laura bekam es mit der Angst zu tun.
Sie wollte in Ruhe mit Jonas über alles reden. Über ihre Angst, über ihre Unsicherheit, über ihre Liebe. Und jetzt hier zwischen den Schrottautos fand er plötzlich alles nur Scheiße.

„Ich hab Angst schwanger zu sein“, platzte Laura heraus.
„Quatsch!“, rief Jonas. „Kann nicht sein. Ich hab aufgepasst. Echt, das schwör ich.“
Irgendwie war Laura erleichtert.
Genau, so war es. Er hatte aufgepasst.
Das Testergebnis musste falsch sein.
„Na ein Glück!“, sagte sie schnell. „Ich hab nämlich heute einen Test gemacht. Danach war ich schwanger.“
Jonas Augen wurden groß. So richtig panisch sah er jetzt aus.
„Schwanger?“, rief er jetzt so laut, dass Laura sich ängstlich umguckte.
„Bist du wahnsinnig? Von mir nicht. Ich hatte alles unter Kontrolle.“ Er spuckte auf den Boden. „Wer weiß, mit wem du sonst noch so rummachst. Bist ja sofort mit mir mit.“
Laura glaubte, nicht richtig zu hören.
„Spinnst du?“, rief sie nun lauter. „Ich mach mit keinem rum. Du wolltest es. Du hast mich gedrängt.“ Sie schluckte. „Ich hab es dir zuliebe getan. Damit du bei mir bleibst.“
Das sagte sie jetzt ganz leise.
Jonas kriegte es sofort in den falschen Hals.

„Und jetzt drehst du mir ein Kind an, oder was?“, zischte er. „Damit ich bloß bei dir bleibe!“ Wieder spuckte er.
Widerlich, diese Spuckerei. Warum machten Typen das bloß immer?
Laura musste würgen.
„Eins sag ich dir“, drohte er nun. „Wenn du mir ein Kind andrehst, kriegst du einen Riesenärger.“
Laura nickte. „Und weißt du was?“, erwiderte sie. „Den hast du schon!“
Dann drehte sie sich um und ging.

Coral war sofort zur Stelle, als sie Lauras Handynotruf erhielt. Sie umarmte ihre Freundin und ließ es zu, dass sie weinte. Mal strich sie ihr über den Rücken, mal reichte sie ihr ein neues Taschentuch. Und dann endlich, nach fast einer Stunde, als Laura keine Tränen mehr hatte, sagte sie: „Wir sollten jetzt erst mal zum Frauenarzt gehen.“
Die Praxis war ziemlich voll. Die beiden Mädchen saßen nebeneinander, schwiegen und warteten auf das Ergebnis.

An den Wänden hingen Fotos von verschiedenen Babys, glatzköpfige, dunkelhaarige, lachende, weinende, klitzekleine und kugelrunde. Laura bemühte sich, nicht dort hinzusehen.
Es dauerte eine Endlosigkeit, bis der Arzt die beiden Mädchen zu sich ins Sprechzimmer bat.
„Der Test war auch hier positiv“, sagte er leise.
Er bat Laura auf eine Liege und schaltete das Ultraschallgerät an.
„Ich weiß nicht, ob Sie das erkennen können“, sagte er. „Hier ist die Gebärmutter.
Und darin, kein Zweifel, das befruchtete Ei.“
Er wusste nicht, ob er lächeln sollte.
„Sie sind schwanger, Frau Daminsky.“

4

Der Frauenarzt hatte ihre Mutter verständigt. Die hatte natürlich mit Jonas Eltern geredet. Und so trafen sie sich abends alle zu einer Krisensitzung in Daminskys Wohnzimmer: Herr und Frau Jordan, Frau Daminsky und ihr Heinz, Jonas und Laura.
Diesen Abend würde Laura nie vergessen. Er war so schrecklich, wie er schrecklicher nicht sein konnte – ein einziger Albtraum von Anfang bis Ende.
„Das hat sie doch mit Absicht gemacht“, hatte Herr Jordan gesagt.
„Die hat ihn ködern wollen“, hatte Frau Jordan gesagt.
„Der will sich nur vorm Zahlen drücken“, hatte Heinz gesagt.
„Anzeigen sollte man den“, hatte Frau Daminsky gesagt.
Nur Laura und Jonas sprachen kein Wort. Was sollten sie auch sagen? Interessierte sich jemand dafür, was sie dachten? Sie waren doch noch zu jung für diese Dinge. Zu wenig Lebenserfahrung. Und zu wenig Verantwortungsgefühl.

Zuletzt war für alle klar, die Schwangerschaft war ein Riesenfehler.
„Bloß jetzt kein Kind!“, sagte Frau Jordan.
„Die sollen sich nicht ihr Leben versauen“, sagte Herr Jordan.
„Die haben noch so viel vor“, sagte Frau Daminsky.
„Die sollen erst mal ihre Jugend genießen“, sagte Heinz.
„Was habe ich eigentlich für eine Meinung?“, überlegte Laura. „Und wie steht Jonas dazu?“
Sie sah zu ihm hinüber. Er saß auf dem Blumenhocker in der Ecke. Hier hatte früher der große Benjamini gestanden, bevor er angefangen hatte, die Blätter abzuwerfen und Lauras Mutter ihn zu Kompost verarbeitet hatte.
Jonas biss sich auf die Lippen und sah aus dem Fenster. Zu Laura sah er nicht.
Das machte Laura sehr traurig.
Na ja, sie erwartete nicht mehr, dass er zu dem Kind oder zu der Schwangerschaft oder überhaupt zu ihr stand. Aber wenigstens einmal zu ihr rübersehen konnte er doch!
„Na, dann ist ja alles geregelt“, sagte Frau Jordan irgendwann und stand auf. „Und wenn Sie Geld brauchen, melden Sie sich.“

Sie hatten wirklich alles geregelt.
Beratungsstelle – Schwangerschaftsabbruch, alles nicht wirklich ein Problem. Bis auf diesen kleinen Eingriff eben. Aber medizinisch im Grunde kein Problem.
Jordans und Frau Daminsky und Heinz reichten einander die Hand.
„Wir hören voneinander."
„Tschüss", sagte Jonas.
Es war das erste und einzige Wort, das er an diesem Abend sagte.
Laura antwortete nicht. Ihr Mund war trocken.
Sie freute sich auf ihr Bett.

Im Bett ließ sie den Abend noch einmal an sich vorbeiziehen. Was war mit ihr los? Warum war sie bloß so schrecklich traurig? Es konnte jetzt alles in Ordnung kommen. Ein kleiner Eingriff, ein paar Stunden in der Klinik. Nicht schlimmer als einen Zahn ziehen lassen. Und danach konnte das alte Leben wieder beginnen. Feten, Tanzen, Alkohol, Küssen, vielleicht ein neuer Freund – eine echte große Liebe. Das hatte sie doch immer

gewollt. Laura schluckte. Jonas war die größte Enttäuschung. Sie hätte sich so sehr gewünscht, dass er zu ihr stand. Aber er war ein erbärmlicher Feigling.
Ihr wurde schon wieder schlecht. Das Ziehen im Unterleib war schlimmer geworden.
Laura legte ihre Hände auf ihren Bauch.
Er fühlte sich an wie immer. Nicht dicker.
Und trotzdem wusste sie, dass in diesem Bauch etwas wuchs. Etwas, das sie nicht haben wollte. Aber das sie trotzdem irgendwie schützenswert fand.
„Ich ticke noch ab!“, dachte Laura. „Noch ein paar Tage und ich bin reif für die Klapse.“
„Piep piep“, machte ihr Handy.
Eine SMS von Jonas.
„Wie geht es dir?“, schrieb er.
„Du kannst mich mal“, dachte Laura.
Dann löschte sie die SMS.

Den Termin mit der Beratungsstelle hatte ihre Mutter verabredet.
„Ohne die kannst du die Schwangerschaft gar nicht abbrechen lassen“, erklärte sie.

„Du musst denen erklären, warum du das Kind nicht willst. Und das werden sie ja auch verstehen. In deinem Alter. Und dann noch als Schülerin."
Laura war ziemlich mulmig zumute, als sie die Treppe zur Beratungsstelle hinaufging.
„Keine Angst", meinte ihre Mutter.
„Das kriegen wir schon hin."
„Du oder ich?", fragte Laura patzig.
Ihre Mutter sah sie verwundert an.
„Was willst du damit sagen?"
Aber Laura antwortete nicht.
Als sie den Raum betraten, war Laura überrascht. Er sah sehr gemütlich aus.
In einer Ecke des Raumes gab es Informationsmaterial, in einer anderen war eine Kinderspielecke eingerichtet. Mittelpunkt des Büros bildete ein runder Tisch, auf dem eine Kerze in einem Salzkristallleuchter brannte.
Ein warmes Licht durchströmte den Raum.
Laura und ihre Mutter setzten sich. Neben Laura ließ sich die Beraterin, eine Frau im mittleren Alter, nieder. Freundlich sah sie aus.
Und klug.
„Magst du mal erzählen?", fragte sie ruhig.
„Sie ist schwanger", mischte sich Frau

Daminsky ein. „Von so einem Typen nach einer Fete. Aber sie will das Kind nicht."
Die Frau wandte sich Laura zu.
„Und wie siehst du das?"
„Sie sieht es genauso", erwiderte Frau Daminsky.
„Mama!" Laura wurde jetzt sauer.
„Lass mich doch auch mal was sagen!"
Das kapierte ihre Mutter jetzt und schwieg.
„Ich will das Kind ..." Laura stutzte. Bis jetzt hatte sie nie „Kind" gesagt. Das Wort hörte sich so bedrohlich an. „... diese Schwangerschaft will ich nicht. Ich bin erst 15. Ich will mir noch nicht mein Leben versauen."
Die Frau nickte.
„Und du bist sicher, dass du alles gut durchdacht hast? So ein Abbruch ist medizinisch kein Problem. Aber manchmal können später Momente entstehen, in denen die Frauen große Traurigkeiten verspüren."
„So ein Quatsch!", rief Frau Daminsky.
Laura spürte, wie sie erschrak.
Traurig war sie eigentlich jetzt schon.
Furchtbar, furchtbar traurig.
„Warum ist das so?"
Die Beraterin zuckte die Schultern.

„Das ist bei jedem anders. Manche haben Schuldgefühle. Manche wünschen sich das Kind zurück." Sie wartete einen Moment lang. „Ich will dir kein schlechtes Gewissen einreden", fuhr sie dann fort. „Ich will dir nur auch von dieser Seite erzählen."

Laura nickte.

„Ich will es weghaben", sagte sie heftig. „So schnell wie möglich."

„Drei Tage Bedenkzeit musst du dir schon nehmen", erklärte die Beraterin. „Das ist Pflicht. Wenn du dann immer noch diesen Standpunkt vertrittst, können wir einen Termin beim Arzt vereinbaren. Und wenn du möchtest, erkläre ich dir dann genau, wie der Abbruch verläuft."

„Danke", hauchte Laura.

Als sie auf der Straße stand, atmete sie tief durch.

„Nun stöhn bloß noch", schimpfte ihre Mutter. „Ich habe zu stöhnen, nicht du. Ich habe die ganzen Laufereien." Sie schüttelte den Kopf. „Was für Kindsköpfe ihr doch seid!"

Ihr Handy piepste. Laura zog es aus der Tasche ihrer Jacke und schielte drauf. Wieder eine SMS von Jonas.

„Meld dich doch mal!", schrieb er.

„Wer ist es?“, fragte ihre Mutter neugierig.
„Coral“, sagte Laura und schob das Handy wieder in die Jackentasche.

5

Als Laura das zweite Mal zur Beratungsstelle ging, war sie allein. Zwar hatte ihre Mutter gedrängt, mitzukommen, und auch Coral hatte ihr angeboten, sie zu begleiten, aber Laura wollte allein sein. Sie wollte noch einmal über alles nachdenken. Unabhängig von allen guten Ratschlägen und Meinungen der anderen.
Ihre Mutter war dafür nicht geeignet. Die wollte den Abbruch.
„Mach dich nicht unglücklich mit einem Kind", sagte sie immer. „Du hast noch so viel vor."
Coral war aber auch nicht geeignet. Die fand nämlich, Laura sollte das Kind bekommen. Babys waren ja so niedlich.
„Mann, so ein süßes Baby. Vielleicht wird es ja ein Junge", sagte sie immer und dachte dabei an ihre vielen Brüder, von denen sie einige mit großgezogen hatte.
Aber das wollte Laura alles überhaupt nicht hören. Sie wollte allein eine Lösung finden.
Im Gespräch mit der Sozialarbeiterin war sie noch einmal bereit, sich alle Möglichkeiten offen zu halten.

Was würde passieren, wenn sie sich für das Kind entschied?
Wer würde helfen?
Würde sie weiter zur Schule gehen können?
Würde jemand für sie da sein?
Wie könnte sie so ein Kind ernähren?
Und wenn sie das Kind nicht wollte, wie würde der Abbruch vor sich gehen? Tat es weh?
Konnte es Komplikationen geben?
Würde sie später noch Kinder kriegen können?
In welche Klinik könnte sie gehen?
„Du musst dich nicht heute entscheiden", sagte Frau Hoffmann, die Sozialarbeiterin, ruhig. „Das Schlimmste ist der Zeitdruck. Aber da kannst du ganz ruhig sein. Du hast noch eine Woche. Die Schwangerschaft wurde ja früh bemerkt."
„Nein!", platzte Laura heraus. „Eine Woche kann ich wirklich nicht warten. Da drehe ich durch."
Sie stand auf und ging zum Fenster.
„Ich will es nicht", sagte sie. „Es macht mich krank, dass es da in mir ist."
Die Beraterin nickte.
„Dann will ich dich auch nicht länger quälen", sagte sie.

Der Termin beim Arzt war schnell vereinbart. „Übermorgen um 10.00 Uhr“, sagte Frau Hoffmann. „Vorher darfst du sechs Stunden nichts gegessen haben.“ Sie sah Laura aufmerksam an. „Aber es ist nicht gut, wenn du alleine dorthin gehst. Nimm jemanden mit, zu dem du Vertrauen hast. Und wenn du entlassen wirst, sollte dich jemand mit dem Auto abholen.“

Aber dann hatte sich doch niemand gefunden, der sie begleiten wollte.
„Absaugmethode!“, hatte Coral geschrien und die Hände vors Gesicht geschlagen. „Du lässt dein Kind absaugen? Wie ein Krümel von einem Staubsauger?“
Laura war nun wieder nahe davor, sich zu übergeben.
„Das kannst du doch nicht vergleichen!“, hatte sie geantwortet.
Doch nach diesem Gespräch war dieses Thema für sie und Coral tabu.
Aber auch ihre Mutter war nicht bereit gewesen mitzukommen.

„Schau mal, Laura, ich kann doch unmöglich schon Urlaub beantragen. Ich arbeite doch erst seit einem Monat in dem Supermarkt."
„Aber wenn es doch so wichtig ist? Bitte Mama."
Frau Daminsky hatte mit sich gerungen.
„Ich hol dich ab", sagte sie schließlich.
Die Rettung kam ganz unverhofft von jemandem, an den Laura schon gar nicht mehr gedacht hatte. Nicht mehr zu denken wagte. Zu sehr war sie von ihm enttäuscht worden. Jonas. Er war ganz plötzlich am Telefon.
„Hi", sagte er.
Laura wollte irgendetwas erwidern, aber es klappte nicht. Noch nicht einmal ein „Hi" kam aus ihrem Mund.
„Ich wollte mich mal wieder melden", sagte Jonas. Und als sie immer noch nichts erwiderte, fuhr er fort. „Ich war ein blödes Schwein, ich weiß."
Erst jetzt kriegte Laura wieder Luft.
„Das stimmt", sagte sie dann. „Und was für eins!"
Einen Moment lang schwiegen sie beide.
„Leg jetzt bitte nicht auf!", dachte Laura.
Aber das hatte Jonas gar nicht vor.

„Wie geht es dir?“, wollte er wissen.
Laura wusste, dass er nicht wirklich sie meinte, sondern dieses Gewebe da in ihr.
„Ich lass es wegmachen“, sagte sie.
„Morgen früh.“
„Hm.“
War das alles?
„Ich fahre allein. Es will keiner mit.“
Jetzt hatte sie Mühe, nicht zu weinen.
„Ich komme mit.“ Jonas machte eine kleine Pause. „Jedenfalls, wenn du willst.“
Natürlich wollte sie. Und ob. So viel Größe hatte sie echt nicht von Jonas erwartet.
„Danke.“ Sie war vor Freude rot geworden.
Wie gut, dass Jonas das nicht sehen konnte.

Jonas nahm sich bei der Arbeit einen freien Tag und stand pünktlich um 9 Uhr morgens vor ihrem Haus.
Sie saßen zusammen in der Straßenbahn.
Schweigend.
Laura nagte an ihrer Unterlippe und sah aus dem Fenster. Draußen gab es nichts zu sehen.
Der Tag erwachte. Grau.

„Hast du dir das eigentlich gut überlegt?"
Das war Jonas.
Was sollte man jetzt darauf antworten?
Gut überlegt? Tag und Nacht hatte sie an nichts anderes gedacht. Nur an diese Entscheidung.
Kind oder sie.
Fremdes Leben oder eigenes Leben?
„Überlegt? Machst du Witze? Ich habe überlegt und überlegt und überlegt."
„Sei doch nicht so patzig."
Was war das jetzt für ein blöder Kommentar?
Er stellte die blödeste aller Fragen und sie sollte auch noch ruhig und freundlich darauf antworten.
„Ich war zweimal in einer Beratungsstelle.
Ich habe ungefähr vier Bücher gelesen.
Und ich habe mit vielen Leuten geredet."
Das war gelogen. Sie war zweimal in einer Beratungsstelle gewesen, aber mehr auch nicht. Ein Buch hatte sie nicht gelesen.
Schon das erste Buch über Schwangerschaft hatte sie wieder beiseitegelegt, als sie den Einband mit der Frau und dem dicken Bauch gesehen hatte.
Und geredet hatte sie auch nur mit Coral und ihrer Mutter. Und mit beiden nicht besonders

viel. Nur die Beratungsstelle war wirklich eine Hilfe gewesen. Aber die Entscheidung, diese schreckliche Entscheidung, hatte sie ihr nicht abgenommen.
Laura sah auf den Straßenbahnplan, der über der Tür hing. Noch eine Station, dann waren sie da.
Jetzt! Die Tür öffnete sich. Laura packte ihren Rucksack und stand auf. Jonas folgte ihr.
Als die Bahn anfuhr, nahm er ihr den Rucksack ab und legte seinen Arm um ihre Schultern.
„Wir haben noch Zeit“, sagte er. „Wollen wir uns nicht noch ein bisschen hinsetzen und reden?“

Vielleicht wäre alles anders gekommen, wenn sie sich nicht ausgerechnet auf die Bank eines Spielplatzes gesetzt hätten. Aber sie wählten genau diese Bank in der Sonne neben dem Sandkasten. Dort saßen sie und schwiegen.
Was sollte man auch sagen, wenn alle Entscheidungen getroffen waren? Dann konnte man nur noch warten.

Auf was? Auf den Abschied? Auf ein neues Leben? Oder auf das alte Leben? Würde es wieder genauso sein, wie vorher?
Was Laura besonders irritierte, war die Tatsache, dass Jonas neben ihr saß. Jonas und dieser Arm um ihre Schulter. Traurig sah er aus. Als habe er sich auf das Kind gefreut. Vielleicht würde ja doch alles gut. Und sie würden eine kleine Familie. Familie mit Kind. Ja, warum eigentlich nicht? Warum sollten sie es eigentlich nicht schaffen?
Laura hasste sich dafür, dass sie sofort wieder Hoffnung schöpfte. Jonas hatte mit ihr Schluss gemacht. Er hatte ihr gesagt, dass er nichts mit dem Kind zu tun haben wollte. Und er hatte sie nicht angesehen, als ihre Eltern miteinander geredet hatten. Er war ein Feigling. Von ihm war keine Hilfe zu erwarten. Auch wenn er jetzt neben ihr saß. Auf Dauer war doch kein Verlass auf ihn.

Eine junge Frau steuerte mit ihrem Buggy direkt auf den Spielplatz zu. Das kleine Kind hatte einen Schnuller im Mund.

„Guck mal, Nele, es ist schon jemand da“, lachte die junge Frau. Dann nickte sie Jonas und Laura zu.
„Aber ohne Kind, nicht?“
Laura nickte. Nur so klein, dass ihr es nicht sehen könnt, dachte sie.
Die Frau hob ihre Tochter mit einem Schwung aus der Karre.
„Heute sind wir total früh“, erzählte sie fröhlich. „Aber Nele hat die ganze Nacht gestresst. Ich habe schon die Stunden gezählt, wieder auf den Spielplatz zu können.“
Sie verteilte ein paar Förmchen im Sandkasten. Nele wackelte darauf zu und ließ sich mit einem Plumps in den Sand fallen.
„Mama, pielen“, sagte sie.
Die Frau seufzte.
„Ach, Nele, lass mich doch erst mal ein bisschen frühstücken.“
Sie holte eine Thermoskanne Kaffee und ein paar Kekse aus dem Netz des Buggys.
„Mama, pielen!“
Da stand Jonas plötzlich auf.
„Lass deine Mutter mal ein bisschen Kaffee trinken“, sagte er. „Die war die ganze Nacht auf den Beinen.“

Er setzte sich zu Nele auf den Sandkastenrand. „Lass mal sehen, was du da für Förmchen hast. Oh hier, eine Kuchenform. So ein Kuchen macht meine Oma immer. Topfkuchen. Der ist lecker.“ Er lachte. Das Mädchen hatte den Kopf schräg gelegt und schaute ihn aufmerksam an.

„Wollen wir mal Kuchen backen?“

Laura traute ihren Augen nicht. Während die junge Frau sich in aller Ruhe Kaffee einschenkte und auch Laura eine Tasse anbot, backte Jonas einen Kuchen nach dem anderen.

Nele war total begeistert.

Als Laura nach einer halben Stunde auf die Uhr schaute, war es kurz vor zehn.

„Jonas“, sagte sie leise. „Wir müssen gehen.“

„Wohin?“, fragte Nele.

Ihre Mutter lachte.

„Andere Menschen müssen morgens arbeiten oder zur Schule“, erklärte sie.

Nele verzog das Gesicht. Dann hielt sie Jonas am Ärmel fest.

„Bleiben!“, sagte sie. „Bei Nele bleiben.“

Jonas zuckte mit den Schultern.

„Geht leider nicht.“

„Nachher, ja?“ Die Kleine lachte.
Ihre kleinen weißen Zähne blitzten.
„Vielleicht.“
„Nun sag den beiden erst mal tschüss!“, forderte die Mutter sie auf.
Nele stand auf, schüttelte den Sand von ihrer Jeans und streckte Jonas die Hand entgegen.
„Tschüss!“
„Tschüss“, sagte Jonas und strich ihr über den Kopf.
Dann lief sie zu Laura.
„Tschüss.“
Eine warme sandige kleine Hand legte sich in ihre. Und für kurze Zeit hielt Laura die Luft an.
„Tschüss“, sagte sie dann leise.

6

Dr. Karl-Heinz Steffens, Frauenheilkunde. Das war die Praxis.
Jetzt mussten sie nur noch die Straße überqueren. Ihre Schritte waren langsam geworden.
Laura spürte eine unbestimmte Angst.
Warum nur? Es tat wirklich nicht weh.
Und es war schnell vorbei. Ein kleiner Eingriff.
Nur zwanzig Minuten. Und dann war ja Jonas auch schon wieder an ihrer Seite.
Es war dieses kleine Kind, das sie völlig aus dem Konzept gebracht hatte. Dieses Lachen, diese kleinen blitzenden Zähne, diese kleine sandige Hand.
Und Jonas? Er ging an ihrer Seite. Er hatte den Arm um sie gelegt. Und er hatte so liebevoll mit dem kleinen Kind gespielt.
Jetzt waren sie direkt vor der Praxis.
Laura fasste den Türknauf an. Wollte gerade daran ziehen.
„Warte mal", sagte Jonas.
Laura ließ den Griff los und sah sich zu ihm um.
„Vielleicht sollten wir doch noch mal zusammen überlegen?"

„Warum?“ Laura bekam plötzlich Angst. Sie hatte so lange überlegt und nach so langer Unruhe eine Entscheidung gefunden. Jetzt wollte sie es nur noch hinter sich bringen.
„Laura“, sagte Jonas. „Wer sagt eigentlich, dass wir das nicht schaffen können?“
Laura starrte ihn an. Ihr Herz klopfte zum Zerspringen. War das das erlösende Wort, auf das sie die ganze Zeit gewartet hatte? Andererseits – was wurde aus ihren Plänen?
„Lass uns doch noch mal in Ruhe über alles reden“, fuhr Jonas fort. „Vielleicht gibt es ja eine andere Möglichkeit, als das hier. Es gibt doch auch Hilfe, wenn das Kind da ist.“
Laura wollte antworten, aber sie brachte kein Wort heraus. Sie war völlig durcheinander.
Jonas fasste sie an der Hand.
„Lass uns erst mal einen Kaffee trinken. Oder eine heiße Schokolade. Du siehst ganz weiß aus.“
„Mir geht es auch nicht gut“, murmelte Laura.
„Mir auch nicht“, sagte Jonas.
Und dann umarmte er sie, direkt vor der Praxis. Und Laura musste plötzlich ganz schrecklich weinen.
„Komm, nichts wie weg!“, flüsterte Jonas.

Sie drehten sich beide um und rannten davon. Ein paar Straßenecken weiter hielten sie japsend an.
„Hör mal!“, empörte sich Jonas. „Du solltest lieber nicht so schnell rennen. In deinem Zustand.“
„Jawohl, Papa“, sagte Laura.
Und dann mussten sie plötzlich furchtbar lachen. Obwohl doch alles so schrecklich zum Heulen war. Sie lachten, bis sie keine Luft mehr kriegten.
„Eins kann man schon mal sagen“, kicherte Jonas. „Unser Kind hat bestimmt einen Mordsspaß mit uns.“

Seit dieser schwierigen Entscheidung lernte Laura eine neue Seite an Jonas kennen.
Er war liebevoll, zärtlich, fürsorglich. Es war nicht zu fassen.
„Ich liebe dich!“, sagte er oft.
Und auch: „Du siehst toll aus.“
Manchmal auch: „Ich freue mich auf unser Kind!“
Laura verliebte sich völlig neu in ihn.

Sie hatte ihn immer schon supertoll gefunden. Aber jetzt lernte sie eine Seite an ihm kennen, die sie nicht für möglich gehalten hätte.
Sie teilten ihren Eltern gemeinsam ihre Entscheidung mit und ertrugen die Vorwürfe Händchen haltend mit großer Gelassenheit.
Sie gingen zusammen zur Beratungsstelle.
Sie gingen zusammen zur Schulleitung.
Und sie gingen zusammen zum Jugendamt.
Der Jugendamtsleiter Herr Kallmeier war ein freundlicher Mann um die fünfzig. Ein kleines energisches Männlein mit grauen punkig geschnittenen Haaren.
„Ja, wunderbar, dass Sie freiwillig zu mir kommen", strahlte er. „Ich wollte nämlich schon bei Ihnen vorbeikommen."
Laura hatte immer noch Mühe, sich an das „Sie" zu gewöhnen. Es hörte sich plötzlich so erwachsen an.
Etwas unsicher ließ sie sich auf den Stuhl fallen, den Herr Kallmeier ihnen anbot.
„Sicher hat Ihnen die Frau Hoffmann von der Beratungsstelle schon gesagt, dass wir uns jetzt regelmäßig sehen werden", sagte er.
„Nein." Laura wunderte sich.
Herr Kallmeier lachte verschmitzt.

„Ja wissen Sie denn nicht, dass ich sozusagen der Vater des Kindes bin?“
„Waas?“ Jonas sah jetzt ziemlich wütend aus. Die Vaterschaft wollte er sich nicht so schnell streitig machen lassen.
„Naja, natürlich nur amtlich“, erklärte Herr Kallmeier versöhnlich. „Aber Sie müssen wissen, dass das Jugendamt die Vormundschaft für das neugeborene Kind übernimmt.“
„Warum?“ Laura wollte das nicht einleuchten. Na gut, sie war minderjährig und auch Jonas war noch keine 18 Jahre, aber sie hatte immer geglaubt, dass ihre Mutter dann die Vormundschaft für das Kind hätte.
„Also, es ist so“, begann Herr Kallmeier freundlich und schob Laura und Jonas einen Cappuccino und ein paar Kekse zu.
„Das Jugendamt hat die Aufgabe, das neugeborene Kind optimal zu schützen. Darum werde ich Ihnen natürlich helfen, wo immer ich kann. Aber wenn meine Kollegen und ich sehen, dass das Kind bei Ihnen nicht gut versorgt wird, haben wir das Recht ...“
Er schwieg einen Moment lang. Es sah aus, als suche er nach vorsichtigen Worten.
„Nicht gut versorgt wird? Natürlich werden wir

unser Kind gut versorgen“, platzte Jonas heraus. Er war ganz rot geworden.
Seine Augen leuchteten wütend.
Herr Kallmeier lächelte traurig. „Das glaube ich Ihnen gerne“, sagte er. „Aber glauben Sie mir bitte auch, dass ich viele Familien kenne, die das auch vorhatten. Und dann hat es doch nicht geklappt.“ Er rührte in seinem Cappuccino. „Kinder zu erziehen ist nicht besonders einfach. Und wenn man so jung ist, wie Sie, hat man ja auch noch viele andere Pläne.“
„Wir würden so gerne zusammenziehen“, sagte Laura nun. „Bei uns zu Hause ist es so eng und auch ziemlich schwierig.“ Sie seufzte leise und dachte an Heinz. „Gibt es keine Möglichkeit, eine Wohnung für uns zu finden?“
Herr Kallmeier schüttelte den Kopf.
„Unmöglich. Sie sind doch erst 15. Leider nein, dazu sind Sie noch viel zu jung. Das kann ich leider nicht erlauben. Allenfalls gibt es das Mutter-Kind-Heim, aber das kommt für Sie, glaube ich, erst mal nicht in Frage. Aber ich kann dafür sorgen, dass Sie wenigstens eine finanzielle Unterstützung bekommen.
Und eine Tagesmutter müssen wir finden,

damit Sie nach der Geburt auch schnell wieder in die Schule können."
Er kramte in seinen Unterlagen. „Also los. Füllen wir diese Berge an Anträgen aus. Ab jetzt sollten wir uns regelmäßig sehen. Mal komme ich zu Ihnen und mal Sie zu mir, ja?"
Laura und Jonas nickten ein wenig unsicher. Das hörte sich doch alles ziemlich streng an. Auch wenn Herr Kallmeier freundlich war, schien er sehr auf seine Vorschriften zu achten. So beantragten sie verschiedene Unterstützungen für die Schwangerschaft.

Zu Hause begannen sie, Lauras Kinderzimmer für das Kind einzurichten. Der Wickeltisch kam neben den Schreibtisch. Und um für ein Kinderbett Platz zu haben, mussten sie das Sofa aus Lauras Zimmer räumen. Laura bastelte ein Mobile mit kleinen Märchenfiguren und hängte es über das Bett. Jonas befestigte ein Regal über dem Wickeltisch.
„Ach Kinder, wenn ich das sehe, kriege ich richtig Angst", seufzte Frau Daminsky.

„Das sieht alles so lustig und nett aus. Aber ich sage euch, wenn es erst mal da ist und schreit, macht ihr euch doch aus dem Staub. Und dann bin ich dran."
Aber das wollten Jonas und Laura nicht hören. Sie waren richtig ineinander verliebt.
Auch die Frauenarztbesuche machten sie nun gemeinsam. Lauras Bauch war ziemlich gewachsen und man sah ihr die Schwangerschaft jetzt an. Laura liebte es auch, enge T-Shirts zu tragen, die ihren Bauch richtig zur Geltung brachten.
„Ich habe schließlich nichts zu verstecken", sagte sie.
Und wenn Jonas bei ihr schlief, das durfte er jetzt ohne Probleme, legten sie eine Spieluhr auf den dicken Bauch, damit das Baby einen ersten Eindruck von der Außenwelt bekam.
Dann kam die Zeit, in der Laura die ersten Tritte spürte. Zuerst war es lustig, manchmal aber strengte es sie an, wenn das Baby so unruhig war. Sie war oft müde, die Schule machte wenig Spaß und sie hatte nicht so viel Lust mehr, abends noch wegzugehen.
„Laura, komm doch wenigstens mit zu Vanessas Fete", bettelte Jonas.

„Es sind viele aus deiner Klasse da. Und Kai und Frederik hab ich schon so lange nicht mehr gesehen."
Laura seufzte. Sie war überhaupt nicht in der Stimmung, zu einer Fete zu gehen.
Aber Jonas zuliebe stimmte sie schließlich zu.
Sie machten sich beide zurecht. Jonas war natürlich schneller fertig. Das bisschen rasieren und T-Shirt und Jeans anziehen ...
Laura verbrachte erst viel Zeit mit Schminken.
Dann überlegte sie lange, was sie anziehen sollte. „Was findest du besser, das hautenge langärmlige T-Shirt oder lieber eine weitere Bluse."
Jonas zögerte mit der Antwort.
„Ich glaube, ich finde die Bluse schöner."
„Magst du meinen Bauch nicht?"
Jonas lachte und streichelte ihren Bauch.
„Ich finde deinen Bauch wunderschön", sagte er. „Ich finde nur, dass dir die Bluse besser steht. Aber letztendlich musst du es selbst wissen. Das T-Shirt ist auch nicht übel."
Laura betrachtete sich kritisch im Spiegel.
Mit dem T-Shirt sah sie ziemlich schwanger aus. Aber das war sie schließlich auch.
Und jetzt, wo Jonas und sie sich für das Kind

entschieden hatten, konnten das die anderen ruhig sehen.
„Ich ziehe das T-Shirt an“, entschied sie. „Schließlich haben wir nichts zu verstecken.“
„Wie du willst“, entgegnete Jonas. Aber Laura sah ihm an, dass ihm das nicht so recht war.

Hand in Hand betraten sie den Kellerraum von Vanessas Eltern. Laute Musik dröhnte ihnen entgegen. Verschiedene Gruppen von Jugendlichen saßen zusammen, redeten und lachten. Einige wenige tanzten.
„Hallo“, sagte Laura gegen den Lärm der Musik an und stellte sich zu einer Gruppe von Leuten, die sie schon länger nicht mehr gesehen hatte.
„Hi Laura“, sagten die anderen.
Und alle – wirklich alle – starrten ihren Bauch an.
„Wie geht’s denn so?“, fragte Gesa.
Die anderen kicherten.
„Gut“, antwortete Laura.
„Du hast voll ’ne dicke Kiste gekriegt“, sagte Andrej.

Was sollte man auf so einen blöden Kommentar antworten? Laura war nie besonders schlagfertig gewesen. Und leider fiel ihr auch jetzt nichts Lustiges ein.
„So ist das, wenn man schwanger ist“, entgegnete Coral, die gerade dazugekommen war. „Nur wenn man eine dicke Kiste kriegt, ohne schwanger zu sein, hat man zu viel gegessen.“
Die anderen lachten. Aber irgendwie hatte Laura das Gefühl, sie lachten über sie.
Sie fühlte sich unwohl. Diese Leute gehörten irgendwie einer Welt an, in der sie sich nicht mehr wohl fühlte. Suchend sah sie sich nach Jonas um. Er stand neben seinen beiden Freunden Kai und Frederik und redete mit ihnen.
Laura ging zu ihm und stellte sich neben ihn.
Frederik kannte sie schon lange, aber von Kai hatte ihr Jonas immer nur erzählt.
„Ach, kennt ihr euch eigentlich?“, warf Jonas nun ein. „Das ist Laura, meine Freundin.
Und das ist Kai, Laura.“
„Hallo“, nickte Laura ihm zu.
Kai antwortete nicht. Mit riesigen Augen starrte er auf Lauras Bauch.
„Du brauchst nicht so zu starren, Alter“, lachte Jonas. „Wir beide sind schwanger.“

Es war total nett von ihm, „wir beide“ zu sagen, fand Laura. Aber Kai war wirklich total erschüttert. Genau genommen kriegte er sich gar nicht wieder ein.
„Seid ihr wahnsinnig?“, rief er. „Jetzt ein Kind? Oh Mannomann, im 21. Jahrhundert!“ Er schlug sich gegen den Kopf. „Wusstet ihr nicht, dass die Menschheit Verhütungsmittel erfunden hat?“
Jonas schnappte nach Luft. Ihm ging es ähnlich wie Laura. Auch er hätte jetzt gerne eine schlagfertige Antwort gewusst. Aber er hatte keine Idee, was er sagen sollte.
Nun schien die Schwangerschaft wirklich der Mittelpunkt aller Gespräche zu sein. Alle sagten etwas dazu. Und irgendwie klang es nicht sehr freundlich.
„Mein Vater würde mir die Hölle heiß machen“, sagte Vanessa.
„Ich würde nie mit so einem dicken Bauch rumlaufen wollen“, sagte Gesa.
„Das sieht total pervers aus, Alter!“, brüllte Andrej.
„Oh Scheiße. Kein Alkohol mehr, keine Zigaretten. Noch nicht mal ’ne Tüte Hasch. Ich finde, dann ist die ganze Jugend hin, was?“

Das war Michael.
„Weißt du was?“, flüsterte Jonas Laura ins Ohr. „Ich glaube, den anderen gefällt es nicht, dass wir hier sind.“
Laura nickte. „Lass uns abhauen.“
So schnell sie konnten, verabschiedeten sie sich wieder und gingen.
Als sie auf der Straße standen, legte Jonas den Arm um Laura.
„Ist doch egal, was sie alle denken und reden“, sagte er. „Hauptsache, wir halten zusammen.“
Laura nickte. Doch irgendwie war ihr ganz schön zum Heulen zumute.

Als die Wehen plötzlich einsetzten, wollte Laura das erst gar nicht glauben. Sie hatte gerade an ihrem Schreibtisch gelernt, als sie dieses Ziehen im Unterleib spürte. Zuerst dachte sie, sie hätte Bauchschmerzen. Aber dann fiel ihr ein, dass alle Frauen so etwas glaubten.
Es war drei Wochen vor dem errechneten Termin. Laura hängte sich ans Telefon und

rief Jonas an, der sofort vorbeikam. Auch die Mutter verabschiedete sich von ihrem Arbeitsplatz, um nach Hause zu rasen.
„Laura, alles okay?“, rief sie schon auf der Treppe.
Laura nickte mit zusammengebissenen Zähnen. Dass es so weh tat, hätte sie nicht gedacht.
„Alle 30 Minuten kommen sie“, stöhnte sie.
„Ich habe schon alles zusammengepackt“, meldete sich Jonas. „Kosmetik, Schlafanzug, Schlappen, Handy.“
„Hast du meine Pickelcreme?“
„Das wird ja wohl nicht so wichtig sein!“
„Doch, das ist total wichtig!“
„Vielleicht denkt ihr auch mal an ein paar Windeln und einen Strampler“, mischte sich Frau Daminsky ein. „Ihr kriegt jetzt nämlich ein Kind.“
Aber Jonas hatte wirklich an alles gedacht. Auch an die Sachen für das Kind.
„Nur noch die Spieluhr. Dann kann ’s losgehen“, meinte er und machte dabei ein Gesicht, als wenn es auf eine Urlaubsreise ging. Aber als Laura Mühe hatte, die Treppe hinunterzukommen, wurde er doch unruhig.

„Mensch, jetzt krieg mir das Kind bloß nicht im Auto!“

Laura bekam das Kind wirklich im Kreißsaal des Krankenhauses, wie es sich gehörte.
Es tat furchtbar weh. Das hatte Laura selbst nicht gedacht. Immer hatte sie sich eingebildet, sie würde zu den Frauen gehören, die ihr Kind schnell und schmerzlos zur Welt brachten. Solche Berichte las man ja auch zu gerne.
Aber dann, nach zehn ziemlich qualvollen Stunden, in der eine Wehe der nächsten folgte, ließ sich Laura schließlich eine Schmerzspritze geben. Und dann lief alles etwas ruhiger.
„Jetzt ist es gleich da!“, sagte die Hebamme. „Der Muttermund ist weit geöffnet.“
Laura stöhnte nur noch.
Die Hebamme baute die Liege, auf der Laura gelegen hatte, nun so um, dass sie fast saß und die Beine frei waren. Jonas und Frau Daminsky wurden angewiesen, sich an das

Kopfende zu stellen und Laura beim Pressen zu unterstützen.
„Und mit der nächsten Wehe pressen. Pressen!"
Jonas drückte Lauras Kopf gegen den Bauch, wie sie es im Schwangerschaftskurs gelernt hatten und Laura presste, so fest sie konnte.
„Ich kann es schon sehen. Es hat schwarze Haare!", rief die Hebamme.
Laura keuchte. Aber sie hatte keine Gelegenheit, sich zu erholen. Die nächste Wehe kam.
„Pressen", schrie die Hebamme.
„Pressen!", rief auch der Arzt.
Wieder drückte Jonas Laura zusammen.
Wieder presste sie das Kind aus sich heraus, so gut sie konnte. Dabei hatte sie das Gefühl, dass ihr der Kopf zerplatzte.
Etwas kleines Glitschiges kam aus ihr heraus.
„Es ist da!", rief Jonas.
Und dann hörte Laura ein leises Weinen.
Das Kind wurde ihr auf den Bauch gelegt.
Es war blutig, hatte nasse Haare und blinzelte sie mit dunklen Augen verwundert an.
„Hallo", sagte Laura leise und berührte vorsichtig seine Hand. „Schön, dass du endlich da bist, kleiner Timo."

Nun dauerte alles noch endlos lange.
Die Nachgeburt kam. Dann wurde das Kind untersucht, gebadet und gewickelt. Jonas trug es eine Weile im Kreißsaal hin und her. In der Zwischenzeit stellte die Krankenschwester die Geburtsbescheinigung aus. „Timo Daminsky. Schöner Name“, sagte sie.
Lauras Mutter drückte ihr neues Enkelkind. „Und sag bloß nicht Oma zu mir“, kicherte sie.
Laura aber war das nun alles viel zu viel. Sie freute sich auf ihr Zimmer, auf ein sauberes Nachthemd, ein schönes Bett und ein gutes Abendessen.

7

Natürlich hatte Laura gewusst, dass es stressig wurde. Im Krankenhaus hatte sie sich schon oft überfordert gefühlt, aber da hatten ihr die Schwestern noch mit guten Ratschlägen zur Seite gestanden. Nun war sie zu Hause. Ihre Mutter musste arbeiten, Heinz hatte sowieso nichts mit dem Kind am Hut und Jonas kam immer erst nach der Arbeit vorbei. Und das auch nicht immer. So war Laura mit Timo allein.

Das Stillen hatte Laura schnell aufgegeben. Sie hatte es unangenehm gefunden, dass jemand an ihrem Busen nagte. Aber auch das Fläschchen geben war nicht so einfach. Die Milch musste warm gemacht und auf eine bestimmte Temperatur abgekühlt werden. In dieser Zeit schrie Timo oft wie am Spieß. Er hatte Hunger und verstand nicht, warum die Milch nicht kam.

Dann lief Laura der Schweiß. Dieses jämmerliche Babygeschrei machte ihr wirklich zu schaffen. Ihr Leben veränderte sich total. Timo bestimmte jetzt den Tages- und Nachtablauf.

Wenn er weinte, musste er gefüttert werden, wenn er stank, musste er gewickelt werden, wurde der Fernseher angeschaltet oder die Anlage angemacht, wurde er unruhig und wachte auf. Kamen Jonas oder Coral oder die anderen aus ihrer Clique vorbei, war kein vernünftiges Gespräch möglich. Das ganze Leben war schrecklich eng geworden.
Laura wusste nur einen Ausweg aus der Enge. Sie musste Heinz um sein Arbeitszimmer bitten. Er war derjenige, der sich das Zimmer ihres Bruders unter den Nagel gerissen hatte. Aber Laura konnte sich schon denken, dass Heinz wütend werden würde. Trotzdem wollte sie es wagen.

Sie nutzte die Gelegenheit, als Timo schlief und sie mit ihrer Mutter und Heinz beim Mittagessen zusammensaß.
Ihr Herz klopfte dabei.
„Sag mal, Heinz“, begann sie vorsichtig.
„Du hast sicher schon gemerkt, dass es für mich ganz schön eng geworden ist, seit Timo da ist.“
Heinz sperrte seinen Mund auf.

Laura war sich sicher, dass er es nicht gemerkt hatte. Er merkte nämlich nur selten etwas.
„Was hab ich damit zu tun?“
„Ich wollte fragen, ob du mir nicht dein Zimmer geben könntest?“
Jetzt war es heraus. Heinz guckte wie ein Auto.
„Nee, wat“, brummte er. „Ich glaub, ich spinne.“
Er legte sein Besteck auf den Teller. „Und wo soll ich mit dem Computer hin?“
„Ins Wohnzimmer.“
„Und mit dem Schreibtisch?“
„Wozu brauchst du den überhaupt? Da kann ich prima einen Wickeltisch draus machen.“
„Also – ph – also“, Heinz’ Gesicht lief rot an.
„Du brauchst ihn wirklich nur einmal im Jahr für die Steuererklärung“, fügte Laura hinzu.
„Und außerdem gehört er Tobias.“ Das sagte sie ganz schnell. Denn jetzt wusste sie, dass Heinz wütend wurde.
„Das ist ja wohl ...“, begann er und schnappte nach Luft. „Also, hab ich das Blag gewollt?
Ich hab dir gesagt, lass es wegmachen.
Wir haben schon genug Probleme. Aber nein, Fräulein Neunmalklug wusste ja alles besser.
So ein Baby war ja so niedlich und süß.
Und jetzt soll ich mich einschränken, was?

Brigitte, sag doch mal was!“
Aber Frau Daminsky schwieg. Laura und Heinz waren schon oft aneinander geraten. Da hatte sie sich immer rausgehalten.
„Ich musste mich ja auch einschränken, als du dich hier breit gemacht hast“, patzte Laura. „Für deine CDs und die Zeitungen und den Computer und Drucker und Scanner und was du nicht alles anschleppst. Von deinen Pokalen vom Kaninchenverein ganz zu schweigen.“
„Bring du so was erst mal!“, keifte Heinz. „25 Jahre Kaninchenzucht. Mit einem Belgischen Riesen in Braun. Aber nein, du kannst ja nur mit einem Typen rumbumsen und dann stehst du blöd da. Und ich soll es dann ausbaden.“
„Heinz!“, rief Lauras Mutter.
„Soviel ich weiß, hast du auch drei Kinder. Nur dass du dich rechtzeitig aus dem Staub gemacht hast!“, zischte Laura.
Sie waren Feinde. Das stand fest. Sie hatten sich nie leiden können. Aber jetzt hatten sie sich das mal ganz klar gesagt.
„Meinst du, dein Jonas macht es anders!“, brüllte Heinz. Die Farbe seines Gesichts übertraf jetzt jede Tomate.

„Wir Männer haben keinen Bock, von euch Weibern gekrallt zu werden. Wir stehen nicht auf Klageweiber."
Laura war jetzt aufgesprungen.
„Und warum verpisst du dich dann nicht?", schrie sie.
„Hört doch auf!", rief die Mutter.
„Weil ich gehe, wenn ich es für richtig halte und nicht, wenn es mir so eine dumme kleine Kröte sagt!"
„Und wann kapierst du endlich, dass dieser Moment schon lange da ist?"
Lauras Stimme überschlug sich.
Ein leises Weinen ertönte. Timo war wach geworden. Kein Wunder, bei dem Geschrei.
„Siehst du, noch nicht mal diskutieren kann man in Ruhe, ohne dass ein Blag ständig dazwischenschreit", brüllte Heinz.
„Im Moment schreist nur du!", schrie Laura.
Als sie aufsprang, stieß sie ihren Stuhl mit voller Wucht zurück. Er fiel auf den Boden.
„Mach jetzt nicht auch noch unser Parkett kaputt!", regte sich die Mutter auf.
Mit einem Knall schlug Laura die Tür hinter sich zu. Dann ging sie zu Timo hinüber.
Er schrie jetzt aus vollem Hals.

Sein Kopfkissen war schon ganz nass.
Sie hob ihn aus dem Bett und trug ihn eine Weile herum. Dann gab sie ihm die Flasche, wickelte ihn neu, zog ihn an und legte ihn über ihre Schulter. Mit einer Hand griff sie ihren Anorak, danach ihre Schuhe.
„Laura, gehst du weg?“
Laura antwortete nicht.
„Wohin gehst du denn?“
„Kann euch doch egal sein!“, zischte sie nun.
Mit einem Satz war Heinz bei ihr. „Du sagst deiner Mutter, was du machst!“, schrie er.
„Du hast mir gar nichts zu sagen!“, fauchte Laura.
Heinz kochte. Sein Gesicht war fast blau.
Timo schien zu spüren, dass von ihm eine Gefahr ausging. Er fing wieder an zu weinen.
„Verschwindet, schnell! Bevor ich mich vergesse!“, flüsterte Heinz nun fast. Seine Stimme klang kratzig. Laura bekam es mit der Angst zu tun. So wie er jetzt drauf war, war er wirklich zu allem fähig.
Mit Timo auf dem Arm verließ sie so schnell sie konnte das Haus. Draußen legte sie Timo in den Kinderwagen, deckte ihn behutsam zu und rannte davon.

Jonas wohnte nicht weit von ihr entfernt. Fünfundzwanzig Minuten Fußweg höchstens. Aber in dem Tempo, das Laura jetzt drauf hatte, benötigte sie nur eine knappe Viertelstunde.
Jonas Mutter öffnete auf ihr Klingeln.
„Ach, Laura, schön dich zu sehen. Und der Kleine ist ja schon wieder gewachsen."
„Ist Jonas da? Er hatte doch heute Berufsschule."
„Ja, er ist in seinem Zimmer."
Laura trat mit Timo im Arm in Jonas Zimmer.
„Hi."
Jonas saß am Schreibtisch vor seinem PC. Er hatte den Stöpsel seines MP3-Players im Ohr und hörte Musik. Mit dem Fuß klopfte er den Takt dazu.
Laura tippte ihm auf die Schulter.
Jonas fuhr herum. Seine Augen weiteten sich für einen Moment, als habe er ein Gespenst gesehen. Dann fiel er in sich zusammen.
„Habt ihr mich erschreckt."
Laura kicherte. „Du scheinst ja völlig weggetreten zu sein."
Jonas japste.

„Wenn du so weitermachst, kriege ich mit 30 ’n Herzschrittmacher. Was wollt ihr zwei?“
Laura ließ sich in den Sessel fallen und legte Timo auf den Teppich.
„Wir hatten zu Hause den totalen Stress. Ich hab Heinz gefragt, ob wir sein Arbeitszimmer kriegen, aber er hat einen furchtbaren Aufstand gemacht.“
Jonas nickte. „Kann ich mir denken.“
Timo paddelte mit Armen und Beinen und quietschte vergnügt.
„Wenn du nichts dagegen hast, bleiben wir heute Nacht hier“, fügte Laura hinzu.
Jonas zögerte. „Ich sitz gerade an einem Referat über Motoren“, berichtete er. „Das ist ganz schön schwierig. Die anderen aus meiner Klasse haben schon alle abgegeben. Ich muss echt ranklotzen.“
„Wir stören dich nicht“, versicherte Laura und drückte Timo eine Rassel in die Hand.
Timo rasselte vergnügt. Er schlug die Plastikrassel gegen ein Stuhlbein. Das hörte sich gut an. Also schlug er schneller und lauter. Dabei quietschte er begeistert.
„Psst“, machte Laura. „Papa muss arbeiten.“
Und sie nahm Timo die Rassel aus der Hand.

Das aber gefiel Timo überhaupt nicht. Langsam verzog er sein Gesicht. Dann begann er laut zu weinen.
„Ach Timo“, sagte Laura verzweifelt. „Nun wein doch nicht.“
Und sie drückte Timo die Rassel wieder in die Hand. Doch jetzt hatte er den Spaß daran verloren. Er knallte sie auf den Boden und ließ sie dann fallen. Danach weinte er lauter. Laura hob ihn hoch und schnüffelte an seinem Hintern.
„Ich glaub, er hat sich schon wieder die Windel voll gemacht. Ich wickel ihn mal, ja?“
Jonas unterdrückte ein Seufzen.
„Wenn's sein muss!“

Laura legte Timo auf den Teppich, zog ihn aus und öffnete seine Windel. Braune stinkende Flüssigkeit breitete sich aus.
Jonas wandte seine Aufmerksamkeit wieder dem Computer zu.
„Hast du noch Babyöl, Papier und eine Windel?“
„Da hinten.“

Er machte eine Kopfbewegung zum Regal.
Laura kramte in der Windeltüte.
„Das ist übrigens die Letzte. Du musst mal wieder ein Paket kaufen."
Jetzt seufzte Jonas lauter.
„Was das wieder kostet!"
„Du verdienst doch was!"
„Au ja, das hab ich fast vergessen. Ich müsste schon fast Millionär sein."
Es war plötzlich so ein zankender Unterton zwischen ihnen aufgekommen.
„Lass mich doch jetzt echt mal eine Stunde konzentriert arbeiten, ja? Dann hab ich es doch auch", bat er.
Laura wickelte Timo zu Ende und zog ihn wieder zu sich. Sofort bog sich Timo weit nach hinten und weinte wieder.
„Komm, Timo!", sagte Laura. „Hör doch auf!"
Aber Timo dachte nicht daran.
Er begann, laut und wütend zu brüllen.
Nun hielt sich Jonas die Ohren zu.
„Oh, Gott!", brummte er.
Laura stand auf.
„Wir haben schon verstanden", fauchte sie.
„Hier sind wir auch nicht willkommen."
„Ja, das stimmt!", sagte Jonas nun heftig.

„Ich muss nämlich dringend an diesem Referat arbeiten."
„Oh, wie wichtig!", zischte Laura. „Da kann man ja mal vergessen, dass man Freundin und Kind hat."
„Zufällig habe ich vor, meine Ausbildung irgendwann mal zu beenden. Und wenn es geht, mit einem guten Abschluss!"
„Das ist natürlich wichtiger als wir."
„Es ist zumindest auch verdammt wichtig!", regte sich Jonas immer noch auf. „Und du solltest auch mal an deine Ausbildung denken. So viel ich weiß, warst du seit der Geburt noch nicht wieder in der Schule."
„Soviel ich weiß, hab ich acht Wochen Mutterschutz."
„Du hättest aber auch eher zur Schule gehen dürfen. Du wolltest nur nicht. Jetzt hast du wirklich ganz schön viel verpasst!"
„Was geht dich das an? Dafür bin ich bei Timo gewesen. Das war auch ganz schön wichtig für seine Entwicklung. Aber das zählt ja nicht."
„Oh Gott, Laura. Heute kriegst du wirklich alles in den falschen Hals."
„Oh ja. Dann ist es wohl meine Schuld, dass mich heute alle blöd anmachen."

Ehe Jonas irgendetwas entgegnen konnte, marschierte Laura mit Timo auf dem Arm zur Tür. „Wir verziehen uns dann mal. Schönen Tag noch!“
Jonas sprang auf und versperrte ihr den Weg. „Ja, jetzt machst du einen auf beleidigt, oder was? Aber es stimmt doch. Du schmeißt alles einfach so weg, was du dir erarbeitet hast. Die Schule zum Beispiel. Du machst echt gar nichts mehr dafür!“
Laura sah ihn wütend an.
„Was soll ich denn noch so alles tun? Ich schlafe nicht mehr, ich komme nicht mehr zum Lernen, noch nicht mal in Ruhe essen kann ich. Und jetzt weiß ich noch nicht mal, wo ich wohnen soll.“
„Herrgott, meinst du, mir geht es anders?“
„Ja, das glaube ich schon.“
„Ach, haut doch ab! Ich hab keinen Bock auf Gemecker!“
„Alles klar! Wir wollten sowieso gehen.“
Sie riss Timo an sich. Der begann wieder laut zu heulen.
„Laura!“, rief Jonas.
Doch Laura machte, dass sie davonkam.
Sie stürmte mit Timo die Treppe hinunter.

8

Sie war auf der Flucht. Auf der Flucht vor ihrer Mutter und Heinz, auf der Flucht vor Jonas, auf der Flucht vor sich selbst.
Wenn sie allein gewesen wäre, wäre so eine Flucht im Grunde kein echtes Problem gewesen. Sie hätte Coral angerufen und hätte ein paar Tage bei ihr übernachtet. Oder sie wäre zu ihrem Vater und Tobias gefahren.
Doch Timo erschwerte alles. Er brauchte ein Bett, eine Flasche, Milch, einen Kinderwagen, Windeln und jede Menge Sachen zum Anziehen. Und er brauchte eine vertraute Umgebung. Sonst fing er schnell an zu weinen. Und dann wurde es für alle ungemütlich.
Das hatte sie vergangene Woche noch bei Coral erlebt. Die kinderliebe Coral, die immer gesagt hatte, wie niedlich doch Babys seien.
Doch nachdem Timo eine Stunde lang nur gebrüllt und jede Unterhaltung unmöglich gemacht hatte, war sie froh gewesen, als Laura wieder gegangen war.
Laura schob Timo im Kinderwagen durch den Park. Sie überlegte verzweifelt, was sie tun

könnte. Am liebsten hätte sie geweint. Heute ging wirklich alles schief. Der Streit mit Heinz war ja mehr als überfällig gewesen, aber dass sie sich nun auch noch mit Jonas streiten musste! Das war wirklich zu viel!

Das Mädchen, das ihr entgegenkam, war ihr schon einige Male begegnet. Sie war nicht viel älter als sie selbst, hatte schwarze kurze Haare und ein kleines Kindermausegesicht. Und sie schob auch einen Kinderwagen.
Jetzt sahen sich die beiden lange an.
„Hallo", sagte Laura dann.
„Hallo", antwortete das Mädchen.
Laura warf einen Blick in den anderen Kinderwagen. Hier saß ein kleines Baby und kaute vergnügt an einem Milchhörnchen. Es hatte ein ähnliches Mausegesicht wie seine Mutter.
Auch das fremde Mädchen warf einen Blick in Lauras Kinderwagen.
„Oh, wie süß. Die ist aber noch ganz klein."
„Der", verbesserte Laura. „Es ist ein Junge. Sechs Wochen erst. Und deiner?"
„Ein halbes Jahr. Ein Mädchen. Caroline."

„Meiner heißt Timo."
„Schöner Name."
Sie lächelten einander an. Laura fühlte sich plötzlich nicht mehr so allein.
„Wollen wir ein Stück zusammen gehen?"
„Ja, gerne."
Sie gingen durch den Park, von da weiter durch die Stadt.
„Komm, wir trinken einen Cappuccino, ja?"
„Gerne."
Der Cappuccino hatte viel Milchschaum und Schokostreusel obendrauf.
Sie rührten in ihren Tassen, redeten über Kinder, über Schwangerschaft und über Schule.
Und später, als sie auf der Bank im Park saßen, redeten sie über Eltern und Stiefeltern.
Und noch viel später, als Laura bei Simone in der Küche saß, redeten sie über Freunde und Partnerschaft.
Laura hatte das Gefühl, noch nie in ihrem Leben so einen verständnisvollen Menschen kennen gelernt zu haben. Simone schien ihr Leben zu kennen, wie auch Laura Simone verstehen konnte.
Simone lebte im Mutter-Kind-Heim im Stadtzentrum. Laura erinnerte sich, dass der

Jugendamtsleiter dieses Heim schon einmal erwähnt hatte. Aber Genaueres hatte er darüber nicht erzählt.
Jetzt erfuhr sie endlich mehr. In diesem Heim wohnten nicht nur junge Mütter mit ihren Kindern, sondern auch Mütter, die sich in Erziehungsfragen überfordert fühlten.
„Über uns in der Wohnung lebt zum Beispiel Sari aus Indonesien. Die kann noch gar kein Deutsch und traut sich kaum aus dem Haus“, berichtete Simone. „Und in der Wohnung daneben lebt Carina. Ihr Freund hatte ihr Kind einmal ganz schrecklich geschüttelt, weil es den ganzen Tag geschrien hatte. Danach musste das Kind ins Krankenhaus und wurde operiert. Dann hat das Jugendamt lange überlegt, ihr das Kind wegzunehmen und sie war schrecklich verzweifelt. Nur als sie bereit war, hier ins Heim zu gehen, durfte das Kind bei ihr bleiben.“
Laura hörte mit großen Ohren zu. Es schien eine Welt zu geben, die Hilfe versprach, wenn man nicht mehr weiterwusste. Und in der man nicht nur auf seine Mutter oder den bekloppten Stiefvater oder den oberflächlichen Freund angewiesen war.

Jonas! Als Laura an ihn denken musste, wurde sie wieder total traurig. Sie hatte ihn so wahnsinnig lieb. Aber er dachte doch nur an sich. Nur, warum war er dann so unglücklich gewesen, als sie weggelaufen war?
„Du musst auf alle Fälle mit ihm reden“, riet ihr Simone. Sie hielt die ganze Zeit über Timo auf dem Arm und wiegte ihn hin und her, während Laura mit Caroline auf der Decke saß.
„Du hast ja ziemlich heftig reagiert. Bist gleich abgehauen und so.“
„Stimmt“, sagte Laura nachdenklich. „Ich habe gleich rotgesehen. Vielleicht eben, weil ich so schrecklich fertig war. Heinz, meine Mutter, und dann auch noch Jonas. Das war eben alles zu viel.“
Sie stand auf und ging in der Wohnung auf und ab.
„Schön habt ihr ’s hier!“, sagte sie.
„Hmm!“, machte Caroline und streckte Laura ihre Arme entgegen.
Laura lachte und nahm die Kleine auf den Arm.

„Willst du mit? Mal ein bisschen gucken?"
Caroline lachte. Im Gegensatz zu Timo, den man immer noch ganz vorsichtig tragen musste, ließ sie sich gemütlich auf Lauras Hüfte fallen und schlang ihre Beinchen um Lauras Körper. Natürlich war sie um einige Kilo schwerer als Timo, aber dafür machte sie das Tragen auch leichter.
„Darf ich mich mal umgucken?"
„Klar!"
Laura ging mit Caroline von der Küche ins kleine Wohnzimmer nebenan. Es war mit einer Sitzecke, einem Fernseher und einem Schreibtisch ausgestattet. Hier standen auch Carolines Hochstuhl und ein kleiner Laufstall. Dahinter lag das Schlafzimmer, in dem Simone und Caroline gemeinsam schliefen.
„Küche und Bad teilt man sich mit der Nachbarwohnung", erklärte Simone, die ihr mit Timo auf dem Arm gefolgt war. „Und hier auf der anderen Seite liegt die nächste Wohnung. Es gibt immer zwei auf jeder Ebene."
„Und wer wohnt nebenan?", wollte Laura wissen.
Simone lachte. „Ich habe im Moment Glück", sagte sie. „Da wohnt niemand. Bis letzten

Monat lebte Ljuba noch da. Ein russisches Mädchen. Aber die hat dann einen neuen Freund kennen gelernt und dann ist sie ausgezogen.
Man sollte nicht länger als zwei Jahre hier wohnen. Dann kann man meistens auf eigenen Beinen stehen."
Nachdenklich betrat Laura die leer stehende Wohnung. Und dann kam ihr die rettende Idee.
„Meinst du, ich könnte hier einziehen? Ich halte es zu Hause echt nicht mehr aus."
„Das wär's ja wohl!", strahlte Simone. „Da musst du dich sofort mit dem Jugendamt in Verbindung setzen. Aber wenn du denen erzählst, was zu Hause abgeht, haben sie bestimmt Verständnis."

9

Überwältigt von neuen Ideen und mit Mut zu neuen Taten kam Laura nach Hause. Timo war gewickelt und hatte auf dem Rückweg leise zu brabbeln angefangen. Laura schob den Kinderwagen ins Treppenhaus und parkte ihn an der langen Seite vor ihrer Wohnung. Dann beugte sie sich zu Timo hinunter. Da lächelte er plötzlich. Laura hielt die Luft an. Es hatte schon einige Male gegeben, in denen Timo sie mit einem Anflug von Lächeln angesehen hatte. Aber jetzt gab es keinen Zweifel. Er lächelte. Lauras Herz klopfte.

„Na, mein Süßer! Wolltest du ein bisschen mit mir flirten?“ Sie drückte ihre Nase in seinen Bauch. Timo gluckste und machte eine flatterige Bewegung mit dem ganzen Körper. Nun lachte auch Laura.

Aus einer dunklen Ecke neben dem Treppenaufgang erhob sich plötzlich eine Gestalt. Jonas!

„Was machst du denn hier?“

„Ich warte auf dich. Ungefähr seit drei Stunden.“

„Oh.“
„Ich fand es blöd, dass du so plötzlich abgehauen bist. Du hast mir gar keine Chance gegeben, dir auch nur die kleinste Kleinigkeit zu erklären.“
Laura überlegte.
„Stimmt“, sagte sie darum. „Komm erst mal rein. Ich will Timo ins Bett bringen.“
„Ich helfe dir.“
Er hob Timo aus dem Kinderwagen. Vorsichtig, aber routiniert. Dabei stützte er das Köpfchen noch vorsichtig ab.
Wie süß die beiden sind, dachte Laura. Meine beiden Männer.
„Er lacht übrigens“, erzählte sie dann. „Vorhin hat er richtig gegluckst.“
„Gibt 's ja gar nicht.“

Als Laura die Wohnungstür aufschloss, trat sie mit ihrer Familie dem Streit geschlossen entgegen. Die Gegenfront bildeten Heinz und ihre Mutter, die sich vor ihr aufbauten. „Was denkt ihr euch eigentlich?“, schnauzte Frau Daminsky ihre Tochter an. „Meinst du,

du kannst kommen und gehen, wann du willst? Glaubst du nicht, der Kleine braucht was zu essen. Und 'ne neue Windel?"
„Mama, ich ..."
„Guck, Brigitte, hab ich dir doch gesagt. Sofort wird sie wieder pampig!", regte sich Heinz auf.
Jonas sah sprachlos von einem zum anderen. Merkte er jetzt endlich mal, unter welchen Bedingungen sie hier leben musste?
„Hört zu", versuchte Laura zu vermitteln.
„Lasst uns einfach ein bisschen in Ruhe, ja? Ich komme gut alleine klar."
Und sie schob Jonas mit Timo in ihr Kinderzimmer und schloss energisch die Tür. Genial gemacht! Sie hatte sich nicht auf einen Streit eingelassen. Unglaublich, dass ihr so etwas geglückt war.
Timo war schnell gewickelt, umgezogen und gefüttert. Danach schlief er sofort ein. Der Tag war auch für ihn anstrengend gewesen.
Leise setzte sich Laura mit Jonas auf ihr Bett.
„Bevor du einen Ton sagst, will ich dir nur sagen, dass ich dich liebe", sagte Jonas.
Laura nickte. Seufzend kuschelte sie sich an ihn. Sie war so froh.
Und dann erzählte sie ihm von ihrem Tag.

Die erste Anlaufstelle, die Laura wegen des Mutter-Kind-Heimes um Rat fragte, war wieder das Jugendamt. Herr Kallmeier hatte schon häufig bei Jonas und Laura vorbeigeschaut und war ihnen oft eine Hilfe gewesen.
Auch jetzt war er sofort bereit, sich um das Heim zu kümmern.
„Ich fand es sowieso nicht so gut, dass Sie so eng zusammengelebt haben“, sagte er und strich sich über seine punkigen Haare.
„Außerdem hätten wir auch das Problem mit der Tagesmutter gelöst. Im Mutter-Kind-Heim passt eine Erzieherin auf das Kind auf. Dann können Sie auch endlich wieder zur Schule gehen. Es ist wirklich wichtig, dass Sie nicht ganz den Anschluss an die Klasse verpassen.“
Laura nickte, obwohl ihr bei dem Gedanken an die Schule eher mulmig war. Sie hatte in den letzten Wochen kaum noch Kontakt zu ihren Klassenkameraden.
„Also, abgemacht, ich kümmere mich um den Platz im Mutter-Kind-Heim und rufe wieder an, wenn es etwas Neues gibt“, versprach er.

Und nach zwei Wochen, einigen Gesprächen mit ihrer Mutter und Heinz gab es endlich grünes Licht.
„Also, das verkrafte ich nun wirklich nicht“, jammerte Lauras Mutter immer. „Meine Tochter geht ins Heim.“
Doch insgeheim war sie genauso froh wie Laura, dass der Streit zwischen Laura und Heinz aufhörte.

Coral war sofort wieder zur Stelle, als es ums Helfen ging. Sie schnappte sich Timo und betreute ihn einen ganzen Samstagvormittag, während Jonas, Heinz, Frau Daminsky und Laura den Umzug machten.
Dann endlich war es soweit. Am frühen Nachmittag fanden sich Jonas, Heinz, Frau Daminsky, Laura, Coral und Timo und die neue Freundin Simone mit Caroline ein, um den Umzug zu feiern. Sie hatten sich alle irgendwie um den Tisch in dem kleinen Zimmer gesetzt.
Simone hatte einen Kuchen gebacken und Kaffee gekocht.

„Auf gute Nachbarschaft“, sagte sie.
Die Tür öffnete sich und Frau Heinel, die Sozialarbeiterin, betrat den Raum.
„Aha, da lerne ich ja gleich die ganze Sippe auf einmal kennen“, lachte sie und gab jedem die Hand. „Ich bin hier die Sozialarbeiterin. Ich komme jeden Tag vorbei und schaue nach dem Rechten“, erklärte sie.
„Die Mädchen hier sind ja alle noch ziemlich jung. Aber sie schaffen es erstaunlich gut.“
Sie sah Laura an. „Und für dich wird es auch Zeit, wieder regelmäßig zur Schule zu gehen, nicht?“
Laura nickte verlegen und vermied es, ihre Mutter anzuschauen.
Frau Heinel sah Jonas genauer an.
„Sie sind wahrscheinlich der Vater von Timo.“
Sie lachte. „Man sieht es sogar.“
Jonas nickte.
„Wir müssen noch besprechen, wann Sie kommen können. Eigentlich ist das ja ein Heim für Mütter und Kinder. Aber Väter haben hier natürlich auch Platz. Nur eben nicht auf Dauer.“
Laura war erleichtert. Sie hatte schon Angst gehabt, die Beziehung mit Jonas verheimlichen zu müssen.

Als nach dem Kaffee alle nach Hause gegangen waren, war Laura richtig erleichtert. Nachdem sie Timo ins Bett gelegt hatte, wanderte sie noch einmal ganz in Ruhe durch ihr neues Zuhause. Ja, hier konnte ihr neues Leben endlich anfangen. Hier hatte sie für sich und Timo endlich einen lebenswerten Platz gefunden.

Simone steckte den Kopf durch die Tür.

„Schläft er?“, fragte sie leise.

Laura nickte.

„Dann komm rüber. Wir lassen die Türen auf. Gleich läuft ’ne Comedy-Show im Fernsehen.“

„Ich komme“, freute sich Laura.

10

„Und du bist sicher, du packst das?"
„Ich schwöre es dir. Und später kommt ja auch noch Jens vorbei. Zu zweit wird es ein Kinderspiel. Caroline schläft eigentlich immer durch und Timo ist doch auch ruhig. Eben einmal die Flasche um 2 Uhr, aber das ist doch kein Problem."
Laura war so aufgeregt wie nie. Ihr erstes richtiges Rendezvous seit Timos Geburt.
„Wie seh ich aus?"
„Umwerfend."
„Und die Schuhe? Würdest du die schwarzen oder die roten nehmen?"
„Die roten."
Laura schlüpfte in die hochhackigen Pumps und trippelte durch Simones Zimmer.
„Hauptsache, ich brech mir damit nicht die Beine."
Simone sah auf die Uhr. „Du solltest jetzt besser 'ne Fliege machen. Sonst kommt mein Jens und kriegt Stielaugen. Und dann verknallt er sich womöglich noch in dich."
Laura lachte.

„Dem werd ich schon die Augen auskratzen." Sie zog ihre warme Winterjacke an und schlug den Schal um den Hals. Es war urplötzlich Winter geworden. Schneller als erwartet. Dieses Jahr war rumgegangen, ehe man sich versah.
Mit vorsichtigen Schritten stakste sie durch den ersten Schnee. Die Menschen auf der Straße schauten ihr nach.

„Hey, Baby, ich fass es nicht, wie siehst du denn aus?", rief Jonas, als er ihr aus der Jacke half. „Hmm, was ist das?"
Er schnupperte an ihrem Hals.
„Truth, Calvin Klein."
„Hmm." Sein Mund glitt den Hals entlang und übersäte ihn mit Küssen.
„Hmm, du machst mich total verrückt.
Ich könnte – ach verdammt!"
Er drehte sich um und rannte in die Küche.
Laura folgte ihm. Sie glaubte, ihren Augen nicht zu trauen.
„Du hast gekocht?"
„Was ist das denn für eine Frage?

Natürlich habe ich gekocht. Tomatencremesuppe, Spagetti Bolognese und zum Nachtisch Schokoladeneis mit Sahne.“

„Wahnsinn.“ Laura kam aus dem Staunen gar nicht mehr raus. Sie hatte sich auf einen Abend im Kino oder in der Disco eingestellt. Aber diese Überraschung übertraf alle ihre Erwartungen.

„Und deine Eltern?“

„Sind auf einer Silberhochzeit und kommen vor Sonntag nicht zurück.“

„Oh!“ Lauras Herz begann nun ein bisschen lauter zu schlagen. Eine ganze Nacht mit Jonas? Darauf war sie gar nicht vorbereitet.

„Das Problem, was ich dabei nicht bedacht habe, bist du!“, kicherte Jonas. „Du stehst hier mit deinen quietschroten Schuhen und guckst mich so verführerisch an und ich soll mich aufs Kochen konzentrieren.“

„Oh, verstanden, ich geh lieber ins Wohnzimmer.“

Laura ging zum gedeckten Tisch hinüber. Perfekt. Kerzen. Tischdecke, Kuschelrock-CD. Unglaublich.

Sie ging weiter in Jonas’ Zimmer.

Neue Fotos hingen an der Wand.

Timo auf der Krabbeldecke, Timo auf seinem Arm, Timo im Kinderwagen.
Und hier war sie, auf der Wippe am Spielplatz, auf der Bank im Park, auf ihrem Bett vor dem Fernseher.
„So, Madame. Wenn Sie sich nun bitte zum Essen bereithalten würden!"
Es war köstlich. Sie aßen lange und in aller Ruhe. Kein Kind weinte und wollte die Flasche. Es war wunderschön.

Er prostete ihr zu. Sekt in langen Kelchen. Auch daran hatte er gedacht.
„Wir haben echt viel erlebt in diesem Jahr. Und es war nicht immer einfach. Aber wir haben es geschafft."
„Wir haben es geschafft!", nickte Laura. „Und wie ich finde, sogar ziemlich gut."
Jonas fasste ihre Hand und streichelte sie. „Ich habe ein bisschen gebraucht, um mit der neuen Situation klarzukommen", sagte er. „Das war nicht immer einfach für dich. Aber ich hoffe, du kannst es verstehen. Und vor allem verzeihen."

Laura nickte. Sie war sehr gerührt.
„Wir sind plötzlich erwachsen geworden, nicht?“
Jonas nickte. „Und wenn ich ehrlich bin, gefällt es mir gut.“ Er lachte. „Wenn ich die aus meiner Berufsschule sehe, denke ich manchmal: wie kindisch.“
„Das habe ich auch gedacht, als mir Coral neulich erzählt hat, wer jetzt mit wem geht und wer mit wem Schluss gemacht hat. Da dachte ich, wie weit weg ich doch von diesen Freundinnen bin.“
Sie schwiegen eine Weile.
Auf der CD kam jetzt ein leiser langsamer spanischer Song. Die beiden hörten einen Moment zu.
„Kannst du eigentlich tanzen?“
„Nicht wirklich. Und du?“
„Doch, ich schon.“ Jonas strahlte. „Hättest du mir nicht zugetraut, was? Aber ich hab es bis zum Goldstardiplom gebracht.“
„Wow.“ Laura war echt beeindruckt.
Sie wussten noch viel zu wenig voneinander.
„Komm, ich bring es dir bei. Das ist eine Rumba. Der Tanz der Erotik.“
„Na, ich weiß nicht.“

„Doch komm.“ Jonas stand auf und zog Laura zu sich. „Also, zuerst die Tanzhaltung. Und jetzt: lang, kurz kurz lang, Drehung, jetzt eine Öffnung zur Seite, und zurück. Siehst du, kein Problem.“
Laura schmiegte sich an ihn und ließ sich führen. Er war wirklich ein toller Tänzer. Aber schon nach der übernächsten Drehung hatten sie sich fest ineinander verschlungen. Seine Hände waren auf ihrem Rücken, auf ihren Haaren, auf ihrem Gesicht. Sein Mund auf ihrem.
„Ich liebe dich“, flüsterte er.
„Ich dich auch“, erwiderte Laura.
Als sie Hand in Hand in sein Zimmer hinübergingen, blieb Laura plötzlich stehen und drehte sich zu ihm um.
„Hast du eigentlich an die Verhütung ...“
„Aber klar. Billy Boys. Eine Riesenpackung.“
Sie kicherte. Dann schlossen sie leise die Tür hinter sich.

Weitere Titel aus der K.L.A.R.-Reihe

Kurze, einfache Texte zu aktuellen Themen – dafür stehen die Romane aus der K.L.A.R.-Reihe. Taschenbücher, die spannend und leicht verständlich sind, machen Lust aufs Lesen!

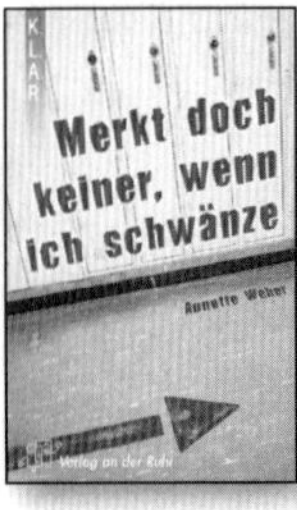

Merkt doch keiner, wenn ich schwänze.

Annette Weber
12–16 J., 97 S.,
12 x 19 cm, Paperback
ISBN 978-3-8346-0036-3
Best.-Nr. 60036
5,– € (D)/
5,15 € (A)/9,30 CHF

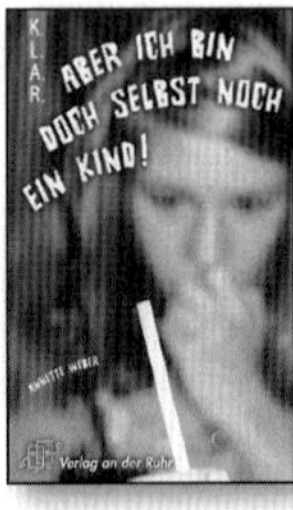

Aber ich bin doch selbst noch ein Kind!

Annette Weber
12–16 J., 97 S.,
12 x 19 cm, Paperback
ISBN 978-3-86072-977-9
Best.-Nr. 2977
5,– € (D)/
5,15 € (A)/9,30 CHF

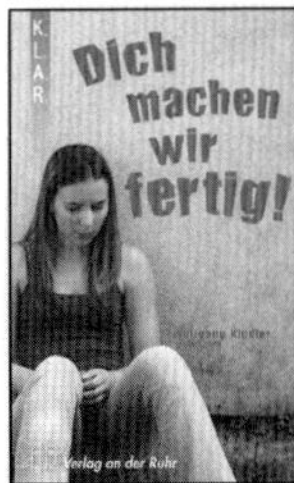

Dich machen wir fertig!

Wolfgang Kindler
12–16 J., 106 S.,
12 x 19 cm, Paperback
ISBN 978-3-8346-0286-2
Best.-Nr. 60286
5,– € (D)/
5,15 € (A)/9,30 CHF

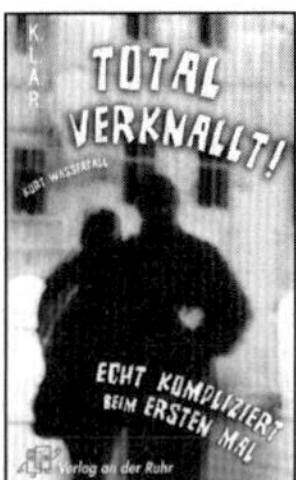

Total verknallt! Echt kompliziert beim ersten Mal

Kurt Wasserfall
12–16 J., 89 S.,
12 x 19 cm, Paperback
ISBN 978-3-86072-931-1
Best.-Nr. 2931
5,– € (D)/
5,15 € (A)/9,30 CHF

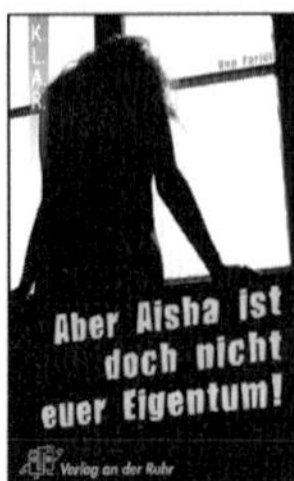

Aber Aisha ist doch nicht euer Eigentum!

Ben Faridi
12–16 J., 99 S.,
12 x 19 cm, Paperback
ISBN 978-3-8346-0055-4
Best.-Nr. 60055
5,– € (D)/
5,15 € (A)/9,30 CHF

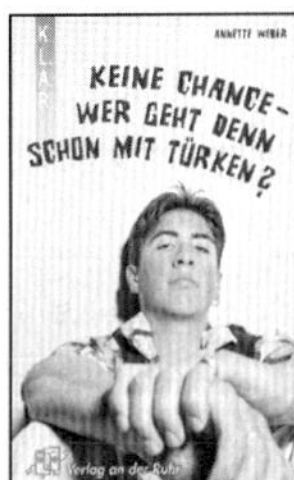

Keine Chance – Wer geht denn schon mit Türken?

Annette Weber
12–16 J., 87 S.,
12 x 19 cm, Paperback
ISBN 978-3-86072-919-9
Best.-Nr. 2919
5,– € (D)/
5,15 € (A)/9,30 CHF